"六一健康快车"项目专家委员会
北京胡亚美儿童医学研究院　　组　编

儿童心理障碍防治丛书
总主编　郑　毅

儿童进食与排泄障碍

看看专家怎么说

主　编◎柯晓燕　韩新民

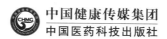
中国健康传媒集团
中国医药科技出版社

内容提要

本书囊括了神经性厌食、贪食症、异食症、儿童肥胖症、遗尿症及遗粪症等六种疾病，从中西医两个方面来阐述儿童进食与排泄障碍疾病的概念、临床表现、疾病形成的影响因素、对患儿的不良影响、如何进行辨识与诊断，以及常用的中西医治疗方法和疾病预防方法，适合患儿家长及儿童精神心理科医生学习参考。

图书在版编目（CIP）数据

儿童进食与排泄障碍　看看专家怎么说 / 柯晓燕，韩新民主编 . —北京：中国医药科技出版社，2019.6

（儿童心理障碍防治丛书）

ISBN 978-7-5214-1109-6

Ⅰ . ①儿… 　Ⅱ . ①柯… ②韩… 　Ⅲ . ①儿童—精神障碍—防治 　Ⅳ . ① R749.94

中国版本图书馆 CIP 数据核字（2019）第 069200 号

美术编辑 陈君杞
版式设计 南博文化

出版　**中国健康传媒集团** | 中国医药科技出版社
地址　北京市海淀区文慧园北路甲 22 号
邮编　100082
电话　发行：010-62227427　邮购：010-62236938
网址　www.cmstp.com
规格　710×1000mm $^{1}/_{16}$
印张　13 $^{1}/_{2}$
字数　159 千字
版次　2019 年 6 月第 1 版
印次　2019 年 7 月第 2 次印刷
印刷　三河市万龙印装有限公司
经销　全国各地新华书店
书号　ISBN 978-7-5214-1109-6
定价　**55.00 元**

获取新书信息、投稿、为图书纠错，请扫码联系我们。

关注儿童心理健康
促进儿童全面发展

顾秀莲 二〇一九年三月二十日

第十届全国人大常委会副委员长、中国关心下一代工作委员会主任顾秀莲题词

丛书编委会

总　主　编　郑　毅（北京安定医院）

执行总主编　王廷礼（北京胡亚美儿童医学研究院）

编　　　委　（以姓氏笔画为序）

　　　　　　王书荟（中国教育科学研究院）

　　　　　　古桂雄（苏州大学附属儿童医院）

　　　　　　刘　靖（北京大学第六医院）

　　　　　　刘振寰（广州中医药大学附属南海妇产儿童医院）

　　　　　　杜亚松（上海交通大学医学院附属精神卫生中心）

　　　　　　陈飞龙（上海六一儿童医院）

　　　　　　罗学荣（中南大学湘雅二医院）

　　　　　　柯晓燕（南京医科大学附属脑科医院）

　　　　　　高文斌（中国科学院心理研究所）

　　　　　　崔永华（北京儿童医院）

　　　　　　韩新民（江苏省中医院）

学 术 秘 书　周玉明（北京安定医院）

策　　　划　郎亚龙（中国关心下一代工作委员会事业发展中心）

　　　　　　梅　建（中国心理学会心理学标准与服务研究委员会）

统　　　筹　李雷刚（中国关工委事业发展中心"六一健康快车"项目办公室）

　　　　　　陈飞扬（中国关工委事业发展中心"六一健康快车"项目办公室）

工 作 人 员　张　晨　侯晓菊　韩秀兰

本书编委会

主　编　柯晓燕　韩新民

编　委　（以姓氏笔画排列）

　　　　王晨阳　方　慧　任艳玲　李　赟

　　　　俞婉静　焦公凯　雷　爽

序

    儿童是家庭的希望、祖国的未来。国家发展，人民幸福，端赖亿万百姓身心健康，尤其是儿童的身心健康。儿童健康，特别是儿童心理健康事关实现中华强国之梦。

    党中央、国务院高度重视儿童的心理健康问题，特别是党的十八大以来，把儿童心理健康作为一项国家战略，做出了全面和系统部署。习近平总书记2016年3月在中央全面深化改革领导小组第二十二次会议上，讨论《关于加强儿童医疗卫生服务改革与发展的意见》时强调"儿童健康事关家庭幸福与民族未来"。在党的十九大报告中，习总书记语重心长地讲到"加强社会心理服务体系建设，培育自尊自信、理性平和、积极向上的社会心态。"

    为全面落实党和国家关于儿童心理健康战略，在中国关心下一代工作委员会事业发展中心"六一健康快车"项目专家委员会的组织下，由北京安定医院郑毅教授力邀全国从事儿童心理障碍咨询、评估、诊疗、康复一线的100多位专家，编撰了《儿童心理障碍防治丛书》。这套丛书是在各位专家多年临床经验的基础上，将儿童心理发展规律、家庭对儿童心理发展的影响、儿童心理障碍的表现、诊断与治疗等等一一道来。该书言简意赅，内容通俗易懂，融知识性与科学性为一体，既适用于基层医务人员，又适用于患儿家长，是普及儿童心理健康知识的一套难得的优秀科普类读物。

原国家卫生计生委副主任
中国医药卫生文化协会会长　陳啸宏

2019年5月于北京

前　言

　　心理健康是衡量儿童健康的重要指标，是世界卫生组织提倡的"全面健康理念"的核心。特别是儿童心理健康，是"实施健康中国战略"的基础，是全生命周期健康管理的根基。

　　据2015年《中国儿童青少年心理健康问题的现状》中强调："在刚刚迈进新世纪之时，回顾上一世纪医学的发展，我们欣喜地看到医学在战胜躯体疾病方面所取得的成就，但我们也痛心地看到精神/心理障碍给人们带来的痛苦、给社会发展和进步造成的阻碍并未得到有效地扼制，精神障碍和自杀已占到中国疾病总体负担的第一位。心理健康受人们重视的程度是与社会的发达程度相关联的。一般来说，社会的发展程度越高，人们所承受的压力越大，心理健康问题越突出。经过二十余年的改革开放，中国在经济建设方面取得了令世人瞩目的成就，人民生活水平已有很大改观。但相应地，人们所承受的心理压力愈来愈大，心理问题越来越多。"

　　"中国大陆18岁以下未成年人约有3.67亿人，据保守估计，患有各类学习、情绪、行为障碍者约有3000万人。其中，中、小学生心理障碍患病率为21.6%~32.0%，突出表现为人际关系、情绪稳定性和学习适应方面的问题。仅常见的儿童注意缺陷多动障碍的患病率即为5.07%±1.70%，其中北京为5.7%、湖南为6.0%，据估计有30%会发展为成人注意缺陷多动障碍；阅读障碍的患病率在北京为2.9%、湖南为3.3%。大学生中，16.0%~25.4%有心理障碍，以焦虑不安、恐怖、神经衰弱、强迫症状和抑郁情绪为主。根据北京大学精神卫生研究所对北京16所大学学生10年中辍学原因的分析，1982年以前主要为传染性疾病，而1982年以后则以精神障碍为主。并且，心理问题有上升的趋势。如北京大学精神卫生研究所的研究表明：1984年北京地区儿童行为问题患病率为8.3%，1993年为10.9%，1998年全国十二城市的儿童行为问题患病率为13.4%，2002年北京中关村地区部分重点小学儿童行为问题患病率为18.2%，并且主要以焦虑、抑郁等神经症行为的增多为主。"

党中央、国务院十分重视儿童心理健康。2012年，党的十八大提出"健康是促进人的全面发展的必然要求"。

习近平总书记在2016年全国卫生与健康大会上指出："没有全民健康，就没有全面小康。要把人民健康放在优先发展的战略地位……要重视少年儿童健康，全面加强幼儿园、中小学的卫生与健康工作，加强健康知识宣传力度，提高学生主动防病意识……要加大心理健康问题基础性研究，做好心理健康知识和心理疾病科普工作，规范发展心理治疗、心理咨询等心理健康服务。"党的十九大报告中指出："100%精神专科医院设立心理门诊，40%二级以上综合医院开设心理门诊。培育发展一批社会心理服务专业机构，为大众提供专业化、规范化的心理健康服务。"

2016年8月，中共中央、国务院在印发的《"健康中国2030"规划纲要》中指出："加强心理健康服务体系建设和规范化管理。加大全民心理健康科普宣传力度，提升心理健康素养。加强对抑郁症、焦虑症等常见精神障碍和心理行为问题的干预，加大对重点人群心理问题早期发现和及时干预力度。加强严重精神障碍患者报告登记和救治救助管理。全面推进精神障碍社区康复服务。提高突发事件心理危机的干预能力和水平。到2030年，常见精神障碍防治和心理行为问题识别干预水平显著提高。"

2016年12月，国家卫生计生委、中宣部等22个部门联合发布了《关于加强心理健康服务的指导意见》，强调："全面加强儿童青少年心理健康教育。学前教育机构应当关注和满足儿童心理发展需要，保持儿童积极的情绪状态，让儿童感受到尊重和接纳。特殊教育机构要针对学生身心特点开展心理健康教育，注重培养学生自尊、自信、自强、自立的心理品质。中小学校要重视学生的心理健康教育，培养积极乐观、健康向上的心理品质，促进学生身心可持续发展。高等院校要积极开设心理健康教育课程，开展心理健康教育活动；重视提升大学生的心理调适能力，保持良好的适应能力，重视自杀预防，开展心理危机干预。共青团等组织要与学校、家庭、社会携手，开展'培育积极的心理品质，培养良好的行为习惯'的心理健康促进活动，提高学生自我情绪调适能力，尤其要关心留守儿童、流动儿童心理健康，为遭受学生欺凌和校园暴力、家庭暴力、性侵犯等儿童青少年提供及时的心理创伤干预。"

2018年12月，为贯彻落实党的十九大精神，国家卫生健康委员会等10部委，联合发布了《关于印发全国社会心理服务体系建设试点工作方案的通知》，提出了"为大众提供专业化、规范化的心理健康服务"的要求。

党中央、国务院从健康中国建设大局着眼，将儿童心理健康作为一项国家战略，做出了全面谋划与系统部署。我们从事儿童心理障碍防治的工作人员，为了响应党与政府的号召，践行儿童心理健康战略，提高基层医疗保健机构儿科、儿童保健科、心理咨询专业人员对儿童心理障碍的早发现、早诊疗、早干预水平；让患儿家长对儿童心理障碍有一个正确认识，配合专业机构做好规范化治疗、干预及家庭康复。在中国关心下一代工作委员会事业中心"六一健康快车"项目专家委员会的统一组织下，由北京安定医院郑毅教授担任总主编，从2016年4月开始谋划《儿童心理障碍防治丛书》的编写工作，撰写编写大纲，确定编撰内容，商榷分册主编，力邀全国100多位从事儿童心理障碍防治专家（包括西医精神科、发育行为科、儿童保健科、中医儿科、儿童特殊教授等），于同年6月中旬在成都召开了第一次编写会，并提出了如下编写要求。

观点鲜明，通俗易懂，深入浅出，图文并茂；融科学性、知识性与趣味性于一体；既有指导性，又有服务性。

一是科学性

科学性是这套科普丛书创作的生命。即内容正确，数据、引文、用词准确；所论述的科普知识、技术和方法准确无误；要让读者了解准确的、可信的、有价值的儿童心理障碍疾病早期表现，并能得到及时、有效、规范的诊疗信息以及多学科（医疗、心理、教育、社会、康复、家庭）综合防治方法。

二是可读性

可读性是这套丛书创作与出版的价值。首先要有一个吸引读者眼球的书名与目录，才会引导读者去阅读全书的内容。其次雅俗共赏，通俗是科普写作最基本、也是最重要的要求，内容通俗易懂，贴近基层医生与家长；写作方法深入浅出；少用专业术语；化抽象为具体；雅致是要给读者一个轻松的阅读环境，即有雅兴的"轻阅读"。再就是在写作形式上要尽量新颖，增加人文关怀内容，典型的案例或故事最容易抓住读者的眼球，激发读者的阅读兴趣。

三是实用性

实用性是这套丛书创作的先决条件。鉴于这套丛书的读者为基层医生与患儿家长，其实用性就更为重要。

1. 要看得懂。少讲大道理，多讲行之有效的实用方法；少用医学术语，尽量用较通俗的语言进行创作。

2. 要用得上。力求每一本书的基本内容用得上，思维方法用得上，操作技术用得上。

3. 突出多学科综合干预。作者要结合自己所从事的专业工作，将中西医诊疗方法（西医的诊断、评估、药物治疗；中医的辨证论治、推拿、外治、药膳食疗）、心理咨询、康复训练、家庭康复指导等经验展示给读者。

第一次编写会后，8个分册的编者，历经3年的辛苦耕耘，全部完成了《儿童心理障碍防治丛书》的编撰任务。具体分册为：

《**儿童心理障碍 看看专家怎么说**》，为全书的主干内容，本书详细介绍了不同年龄阶段的儿童心理发展规律和特点，儿童心理健康的影响因素，如何为孩子心理健康发展提供良好的环境。结合实际案例介绍了儿童青少年心理问题及障碍的早期表现，当孩子出现心理问题时家长和老师等该如何正确处理。

《**儿童多动症 看看专家怎么说**》，本书共分认识儿童多动症、预防儿童多动症、治疗儿童多动症、照料儿童多动症四部分，介绍了儿童多动症的基本知识、防治方法和干预措施，并从中医药学和西医学的不同侧面详细描述了儿童多动症的研究进展、症状表现、诊断、治疗及辨证施治的特色和优势。

《儿童抽动症　看看专家怎么说》，本书从中西医结合的角度，介绍了抽动症这一常见慢性神经精神障碍的病因、病理生理机制、临床表现到治疗、康复和预后等每个环节的最新进展，同时重点介绍了家长护理的技巧和方法。

《孤独症和阿斯伯格综合征　看看专家怎么说》，本书介绍了儿童孤独症和阿斯伯格综合征的表现、发病原因以及治疗干预方法，并着重讲解了专业康复与家庭康复的方法、技能与注意事项。

《儿童情绪障碍　看看专家怎么说》，本书分为焦虑障碍与抑郁障碍两篇，重点介绍了每种疾病的概念、流行病学、临床常见的表现（西医常见的症状和中医的证候辨识）、导致该疾病发生的因素、对患儿影响、疾病的识别和诊断、中西治疗方法和家庭康复治疗等内容，而且每一类疾病均附有案例。

《儿童进食与排泄障碍　看看专家怎么说》，"进食障碍"讲了神经性厌食症、贪食症、异食症、儿童肥胖症；"排泄障碍"讲了遗尿症和遗粪症。书中重点从中西医两个方面来阐述这6种疾病的概念、临床表现、疾病形成的影响因素、对患儿的不良影响、如何进行辨识与诊断，以及常用的中西医治疗方法和疾病预防方法。

《儿童智力障碍　看看专家怎么说》，本书全方位地介绍儿童智力障碍的发病原因、临床表现、诊断与鉴别、中西医治疗方法，强调了家庭康复的重要性，并介绍了家庭康复方法。

《儿童上网　看看专家怎么说》，本书以儿童接触网络的5个阶段为主线，介绍了网络游戏的特点以及网络成瘾的原理，同时结合儿童期各个阶段的心理发展规律，分阶段有重点地给出了介入和指导儿童上网的建议，旨在助力儿童养成良好的网络行为。

在这套丛书的编写过程中，得到了世界医疗网、上海六一儿童医院的大力支持，在此表示衷心感谢！

　　各分册主编及绝大多数编者都工作在繁忙的临床、科研、教学一线，为了儿童的心理健康，挤出有限的休息时间来承担编写任务，难能可贵，在此一并表示由衷的感谢！

　　由于编写时间紧迫，加之多动症、抽动症、孤独症等病因尚不十分明确，以及医学知识不断更新，书中可能存在不尽人意之处，真诚地请各位专家、读者朋友多提宝贵意见。

总主编　郑　毅

执行总主编　王廷礼

2019年5月

编写说明

许多家长在面对儿童不吃饭、尿床以及肥胖等问题时，会认为这是孩子的行为习惯问题，很少想到这可能是与儿童神经发育、家庭环境等多种因素相关的心理卫生疾患。多数儿童和家长得不到专业的帮助，使得问题愈演愈烈。

随着儿童心理卫生相关专业的发展，儿童进食与排泄障碍这一类疾病慢慢被大众所认识。但是查阅以往的资料，并没有专著对此类疾病进行归纳汇总，以供读者详细了解。"六一健康快车"项目专家委员会以及北京胡亚美儿童医学研究院组编《儿童心理障碍防治丛书》提供了这样一个机会，对儿童进食与排泄障碍这一类疾病进行归纳与汇总。本书通过6个章节，以科普的形式呈现了进食与排泄障碍这一类儿童的常见表现，以便家长识别，认识到这是一种疾病，并不是儿童故意呈现的不良行为习惯或者行为方式。同时书中还提供了一些简易评估的工具方便家长对自己孩子进行初步的筛查评估。关于健康教育、心理治疗以及药物治疗部分，本书也以简洁的语言概括地告诉读者规范的治疗方案应该包括哪些部分，并且对一些家庭内可实施的行为干预也做了介绍。

中西医结合是本书的一大特色，我们有幸邀请到江苏省中医院的著名中医儿科专家韩新民教授及其团队参与本书的编写工作，他们针对每一个病证提出了从中医学角度如何辨证，以及治疗上中医常用的手段，并提出家庭养护要点等，为家长们提供了食疗、药膳等一些家庭内可操作的干预方法。

希望这本书能够给读者提供一些可行的应对儿童进食与排泄障碍这一类疾病辨识、治疗及家庭护理的方法。最后，我也希望这本书能够对许多从事儿童精神心理科一线临床的同行有所裨益。

编　者

2019年3月

目录
Contents

|下　篇|　排泄障碍

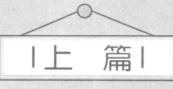

|上 篇|

进食障碍

第一章 神经性厌食

一、认识神经性厌食

一个爱美女孩的故事

女孩，14岁，初二学生。半年前开始她对每天所吃食物的种类异常挑剔，每天严格控制进食的饭量、荤菜量。一开始妈妈觉得她只是因为到了爱美的年龄，希望保持苗条体形，而未加重视，甚至对女儿控制饮食还感到有点高兴，因为她妈妈觉得女儿以前大吃大喝很不注意，长得偏胖，与妈妈理想中有才华、长得苗条、有气质的形象有些差距。妈妈发现女儿控制饮食以后，意志力变得比以前坚强，可以坚持每天锻炼。后来爸爸妈妈发现情况不对了，小姑娘变得对进食越来越挑剔，脾气越来越急躁，情绪越来越差，早餐只肯吃水果，只要吃一片面包，情绪就变得很坏，说胃很难受；中餐吃饭时，要反复用自己的小碗量米饭，必须达到自己的标准，才肯吃米饭；荤菜坚决不吃猪肉、牛肉，一开始还可以吃少量的鱼和虾，后来逐渐连鱼虾也不吃了；晚餐的餐桌变成了每晚的战场，小姑娘晚餐只肯吃水煮蔬菜，只要家长劝说吃荤菜或者劝说多吃一些饭，她就大发脾气。小姑娘后来逐渐发展到喝汤时要反复研究有无油味，只要感觉汤里有油就一定要外出散步2h。每天洗澡时要反复照镜子，检查自己肚子上的肉是不是多了，总感觉自己很胖。她两个月瘦了7.5kg，对自己的体形越来越不满意，总觉得自己胖、运动不够，总认为自己吃多了，胃胀，难以忍受父母、同学在旁边吃饭，总觉得父母吃的比自己还少，逐步发展到不愿意跟父母、同学同桌吃饭。常常因为上学期间作业多，不能运动感觉很烦恼。为了保持做运动，半夜12点多都不睡觉。父母多次劝说女儿接受医学治疗，但是她坚持认为自己没有任何问题，认为自己体力充沛。

这种情况持续半年以后，她明显消瘦，并且出现了很多的强迫行为，例如，反复洗眼镜，总觉得看不清楚；洗澡要两个小时，反复冲洗，总觉得没有冲洗干净。上课注意力不集中，自述脑子里总是想着吃的，最喜欢看美食节目，每天下课都要到面包房去看蛋糕、面包，有时忍不住会吃很多面包，吃完后非常痛苦，觉得浑身不适，越不舒服越要吃，有时吃到吐，吐完以后情绪非常崩溃。自从吃到吐以后，她要么少吃、不吃，要么索性暴饮暴食一顿，有一次吃了四份套餐，吐完后觉得自己肋骨也被撑大了。父母把零食藏进柜子锁起来，她就想办法撬开柜子寻找食物。如果柜子里没有食物，就外出买零食。父母把钱藏好以后，她甚至偷同学的钱出去买零食。她每天只要能够站着就绝不坐着，能够坐着就绝不躺着，能够跑着就绝不安静的呆着。

父母看见女儿愈加消瘦，精神不振，一直闭经，带她到综合性医院的消化科、内分泌科等科室就诊，未查出明显的躯体异常。但女儿学习成绩下降明显，跟同学交往越来越少，对食物和体重的困扰正在消耗和危及她的生命。

这是一名真实的神经性厌食（Anorexia nervosa，AN）少女的案例。这个案例中的小姑娘患了一种严重的进食障碍，如果不给予治疗会严重影响身体健康和精神健康。明明很瘦，自己却不认为如此，是神经性厌食病儿最突出的病态思维。这类患者常常是被父母或者朋友带来看医生的。

字面意思上看，厌食症好像是胃口不好，但是事实上，患有神经性厌食症的人很少真正失去食欲。他们是通过非常严格地控制饮食，自发呕吐或服用泻药导致腹泻，或强制自己不停运动，而有意识地减轻体重。虽然很多正常人偶尔会使用这些方法减肥，但神经性厌食症患者对肥胖极度恐慌，残酷地追求消瘦。患有厌食症的少儿对如何感知自己的体重和体形存在严重的扭曲，有的是总觉得自己超重，有的则是意识到自己不胖，但是认定自己身体某一部分过胖。他们可能会强迫性地检查自己认为胖的部分，确认脂肪是不是消失了。他们每天的心情与怎样感知自己的体形和体重密切相关。对自己体重的感知直接影响他们如何看待自己，以及他们如何跟别人做比较。患了神经性厌食症以后，减肥永远是不够的，患者总是想减得更多才觉得安全，如果一天减的不够多，他们可能会因此惊慌，第二天更加努力地减肥。接近半数符合神经性厌食症标准的人有暴食和自发吐泻的行为。

（一）西医的概念

神经性厌食是指少儿自己有意识地严格限制进食，造成身体极度消瘦或严重营养不良，体重下降至明显低于正常标准，并有青春期发育停滞、闭经等症状，此时仍恐惧发胖或拒绝正常进食为主要特征的一种进食障碍。主要起病于青少年时期，多见于女性。神经性厌食的主要特征有强烈害怕体重增加和发胖，对体重和体形极度关注，体重明显低于正常标准，常伴有内分泌紊乱、营养不良。

神经性厌食症在19世纪开始受到医学界的关注，一名英国的内科医生和一名法国精神科医生几乎同时描述了神经性厌食症。因为神经性厌食是一种可能对患者躯体和社会功能产生严重影响的精神障碍。严重患者可因极度营养不良而出现器官衰竭状态，从而危及生命。该病在所有心理障碍中死亡率最高，20年随访死亡率高达20%，因此及时发现并积极治疗是非常重要的。

在青春期女孩和年轻女性中，神经性厌食症的患病率为0.5%～1%，而且发病率在逐年增加，14岁以下儿童，神经性厌食症的患病人数也在增加。神经性厌食少儿中，男性仅有5%~10%，男女比例大约为1：10。神经性厌食可发生于任何社会阶层，社会经济地位与不健康的饮食行为明显相关。有研究指出，神经性厌食在高社会阶层中比低社会阶层中更加普遍，城市高于农村，国内尚无神经性厌食的流行病学研究报道。发病年龄有两个高峰期，13~14岁和17~18岁。一般认为在经济文化较发达的国家患病率较高。芭蕾舞演员、体操运动员等特殊人群中发病率高于普通群体。

（二）中医对神经性厌食的认识

从中医学的角度看，厌食症是指小儿较长时间不欲进食，食量显著少于同龄正常儿童的一种病证。神经性厌食不同于普通小儿厌食，它起因于情感障碍，食欲极差，甚至厌恶进食，显著消瘦，危害性强。属于中医学认为的七情致病，古代中医学中类似于现代厌食的名称有以下两种。

"不思饮食"，出自《小儿药证直诀·五脏病》："脾病：困睡，泄泻，不思饮食"。不思饮食即无主动进食的欲望，系脾胃病主证之一。

"恶食"，出自《张氏医通·恶食》。恶食及厌恶进食。

二、神经性厌食症的具体表现有哪些

（一）神经性厌食患儿有哪些行为特征

1.神经性厌食的常见分类

神经性厌食主要分为两类，一类限制进食量，另一类先暴食，然后利用不当方法排出已进食物。神经性厌食患者中的暴食是偶发的，总体进食量偏少。神经性厌食症患者体重减轻明显，而神经性贪食症患者常常体重正常或者轻微偏重。神经性厌食起病比较隐匿，但因为营养不良而出现饥饿症状比较明显，月经周期的停止，皮肤干燥变黄，躯体面部和四肢出现细小的寒毛，对寒冷感到敏感，伴有心血管和肠胃问题。

当孩子出现以下情况时，需要警惕神经性厌食症的发生。在较短的时间内体重大幅下降；骨瘦如柴仍然继续限制饮食，实现一个节食目标后，很快又设定进一步的节食目标；倾向于单独节食，而不是集体节食；停经；存在奇怪的进食仪式和进食极少量的食物；成为秘密的进食者；存在强迫性运动；长期性抑郁；存在暴食和自发性吐泻行为。

2. 神经性厌食的核心症状

对肥胖的强烈恐惧和对体重、体形的过分关注是神经性厌食的核心症状。因为非常怕胖，会频繁地称量体重，体重的微小增长都会使患者烦恼不已，患者会为自己制定明显低于正常的体重标准。多数患者尽量避免高碳水化合物食物，害怕进食脂肪食物，害怕吃甜食，害怕吃油，吃菜时喜欢在水里涮涮再吃，害怕吃晚饭，经常只进食蔬菜和水果。尽管已经非常苗条，甚至体重严重不足，非常消瘦，仍然坚持认为自己非常胖，或坚持认为自己某些部位非常胖，例如肚子太胖，脸太大。值得注意的是，虽然强烈怕胖是神经性厌食患者的核心症状，但是在疾病初期，患者的想法常常非常隐蔽，他们不仅可能会找其他借口或用其他理由来解释自己的行为，甚至会断然否认自己怕胖的心理。不少患者称不吃也感觉不到饿，吃东西时感觉不到饱。

患者的体育锻炼常带有强迫性特点，如严格要求自己高抬腿40次，每天临睡前必须运动一小时以上，怕肚子长肉，经常不愿意坐着。吃完饭规定自己一定要走半小时路，如果无法完成运动量就烦躁不安。患者特别喜欢在冬天少穿衣服，认为这样可以消耗能量。

患者即使吃得不多，也会担心食物变成身上的脂肪，于是他们想方设法进行呕吐。有些患者，还会使用泻药、减肥药来减少对食物的吸收。

3. 神经性厌食的伴发问题

患者经常否认疲劳感，即使营养不良，身体虚弱，却仍觉得自己精力旺盛，每天坚持上学，坚持做作业至深夜。他们常常否认患有疾病，否认体重下降，不认为自己进食少，经常拒绝求医和治疗。由于诱吐，患者常常出现蛀牙、牙周炎等；长期反复呕吐后，患者食管下端的括约肌松弛，常会导致患者在进食后自我暗示下自发呕吐；由于抵抗力下降，患者常常易于受到感染；由于营养不良，患者常常出现生长发育延迟。

神经性厌食患者因为极尽全力减少能量的摄入和增加能量的消耗，体重下降明显，患者常常处于不同程度的营养不良状态。因为营养不良，神经性厌食患者会出现多种内分泌紊乱，其中第二性征发育延迟、原发性闭经非常常见。患者容易出现情绪症状，他们在进食上与父母激烈对抗，常常非常焦虑，社交退缩和兴趣减少，有时会出现失眠，注意力不集中，记忆力下降。患者可出现多种躯体并发症，营养不良，低蛋白血症，轻度贫血，便秘，胃肠动力减弱，胃排空延迟。有研究发现，患者存在大脑皮层的萎缩和侧脑室的扩大，这些改变与体重下降程度密切相关，有时还会出现骨密度减少。

（二）中医如何辨识神经性厌食症

1.肝气犯胃证案例

女孩，15岁，初三学生。她马上面临中考，学习压力大，经常不吃早饭，午饭、晚饭也吃得很少，情绪不好，容易发脾气，常嫌弃自己太胖了，比其他女同学胖好几斤，为此节食减肥，总是会胃胀、嗳气、反酸、恶心想吐，有时候还会觉得肚子里有股气窜来窜去地疼，生气的时候更厉害，严重的时候疼得直哭。

根据她的症状，中医辨证为肝气犯胃证，除了节食、厌食的症状以外还伴有肝气郁结、肝气犯胃的表现。肝失疏泄，肝气郁滞，则烦躁易怒、情绪抑郁、胁肋胀痛；肝气横逆犯胃，胃失和降，胃气上逆，则胃脘胀痛、呃逆；气郁胃中而生热，则吞酸嘈杂。舌红，苔薄白或薄黄，脉弦，为肝气犯胃之征。

2.肝郁脾虚证案例

女孩，17岁，高中学生。她已经很瘦了，但还在用节食、吃泻药这些方法减肥，这种情况已经持续一段时间了。她脾气古怪，一点不顺心就大发脾气，平时又闷闷不乐，不愿意跟别人说话，整个人脸色不好看，没有精神，连说话都没力气，不想吃东西，稍微吃点东西就会觉得肚子胀，肚子里咕咕作响，大便时干时稀。

根据她的症状，中医辨证为肝郁脾虚证。这类孩子一般厌食的时间比较长，在肝气郁结的同时还伴有脾气亏虚的症状。肝失疏泄，肝气郁结，则胸胁胀满窜痛、情志抑郁、急躁易怒；肝气犯脾，木郁土虚，脾气虚弱，则纳呆腹胀；气滞湿阻，则肠鸣矢气、便溏不爽；气机郁结，运化失常，则腹痛欲泻；便后气机得以一时条畅，则泻后痛减。苔白，脉弦或缓弱，为肝郁脾虚之象。

3.胃阴不足证案例

女孩，18岁，高中毕业生。她高考前就已经出现了食欲减退的症状，高考失利后症状加重，每天不吃主食，经常趁着大人不注意时催吐，瘦了快20kg。即使饿了也不想吃东西，稍微吃点就容易干呕，常说自己胃不舒服，喉咙干、口渴，总喝水也很难缓解，手心脚心发烫，烦躁，晚上失眠睡不好，大便干，好几天才解一次。

根据她的症状，中医辨证为胃阴不足证。孩子不仅厌食，还常常感到胃脘嘈杂，隐隐作痛，饥不欲食，食则干呕呃逆等症。胃阴不足，胃失和降，则胃脘嘈杂、隐隐作痛；胃阴亏虚，虚热内生，则常有饥饿感；胃失滋养，纳化迟滞，胃失和降，则饥不欲食、食则干呕；津液无法上乘，不能下润肠道，则口燥咽干、大便闭结。舌红少苔，脉细数，为胃阴不足之征。

4.心脾两虚证案例

女孩，17岁，高二学生。两个月前被诊断为神经性厌食，现在依旧每天控制饮食，比同龄的女孩子瘦很多，贫血，经常头晕、心慌，脸色又黄又暗，嘴唇发白，晚上失眠，即使睡着了也容易梦中惊醒，月经量少，两三天就结束了。

根据她的症状，中医辨证为心脾两虚证。这类孩子一般病程比较长，伴有严重的营养不良，会出现心悸怔忡，失眠多梦，常继发闭经等症。心脾两虚，气血生化乏源，心血不足，心神不宁，则心悸怔忡、失眠多梦；气血不能上荣头目，则头晕健忘；气血不足，肌肤失于荣养，则面色萎黄；气血两虚，则月经色淡，量少或闭经。舌淡白，苔薄白，脉细，为心脾两虚之征。

5.肾精不足证案例

女孩，17岁，高二学生。她患神经性厌食时间较长，一开始没重视，可是情况越来越严重，现在已经快两年了，辍学在家。跟同龄的女孩子比不仅瘦的只剩皮包骨头，还整整矮了半个头，皮肤干瘪起皱，反应也迟钝，每天精神恍惚，路都走不稳，只能卧床，头发干枯，脱发严重，月经也已经好久没来了。

根据她的症状，中医辨证为肾精不足证，这类孩子往往因为厌食而严重营养不良，影响生长发育，导致身材矮小，并且还会健忘恍惚，神情呆钝，腰膝酸软。肾精不足，无以生化，则发育迟缓、身材矮小；肾主骨生髓，肾精亏虚，髓海失充，则精神恍惚、腰膝酸软、双足痿软；肾开窍于耳，其华在发，肾精不足，则头发干枯、牙齿松动、耳鸣耳聋；肾主生殖之精，肾精亏虚，则女子经闭不孕，男子精少不育。舌淡，苔薄白，脉细，均为肾精不足之征。

三、神经性厌食症是怎样形成的

人为什么会让自己饿的不行，或者狂吃以至于患病？由进食障碍造成的身体和心理状况的戏剧性后果，已经激发了很多理论，到底是神经生物学上的程序破坏了进食模式，还是进食问题导致神经生物学上的改变？神经性厌食是复杂的多因素疾病，目前病因尚不明确。迄今为止，多项研究表明神经性厌食与多种因素相关，比如与生物、心理和社会文化因素密切相关。目前认为神经性厌食是这些因素相互共同作用的结果。

（一）社会文化因素

1.追求苗条身材

对很多女性而言，自我价值、快乐和成功在很大程度上是由身体的外表决定的，而大多数神经性厌食代表了一种企图，希望对个人外表和自我控制感觉良好。苗条体形在媒体和现代文化价值结构中都被过于强调，并被描述为成功和美丽的必要条件，而且是具有较好意志力的证据。减肥和追求苗条的身材已被公众所推崇，并成为盛行的社会时尚。尽管神经性厌食的发病有全球化的趋势，但西方国家的患病率仍然比较高。当代西方文化的特征几乎是造成神经性厌食的必要条件，如个性自由、节食和运动等社会文化，对神经性厌食的发展产生了重要的影响。

一项研究发现，女性的形象很大程度上是建立在女性必须漂亮的基础上的，也就是说不胖才能得到别人的注意和赞美，而男性则是因他们的成就受到赞美。这项发现证实，年轻女性的身份和自我价值受到了外表吸引力和体形的过度影响。同伴的影响也常被认为是神经性厌食障碍的患病因素之一。由于在体重和外表上受到同伴的批评，部分女孩出现了强烈的减肥欲望。

2.媒体推波助澜

大量媒体报道传递了瘦身总是与成功、美丽、认可紧密相关。在某些重视苗条的职业人群中，如模特、芭蕾舞演员、体操运动员、滑冰运动员，神经性厌食的患病率较高，这体现了社会压力在发病中的作用。13岁以后，是性的生理及性的心理发展最快的阶段。对于性心理发育尚不成熟的女孩，对自身的第二性征发育和日益丰腴的体形缺乏足够的心理准备，容易产生恐惧不安、羞怯感，有强烈的愿望要使自己的体形保持或恢复到发育前的"苗条"。由于性别角色认同，神经性厌食在女性中更普遍。

3.家庭因素

家庭因素可能对神经性厌食患者过分重视体重和控制饮食起了作用。对子女体重挑剔的父母，或者自己频繁节食而且鼓励孩子节食的父母，以及对子女挑剔及过度干涉或忽视的父母，都有可能增加子女罹患神经性厌食的风险。Burch（1973年）的家庭系统理论认为：神经性厌食症的根源在于不良的家庭环境、家庭功能不良、父母亲可能存在某些精神病理性特征。

厌食症患者的症状则表达了整个家庭的病理现象。Rosmam 和 Baker（1978年）认为，厌食症患者的家庭成员多患有心身疾病，这种家庭有以下几个特征：家庭纠纷多，家庭关系紧张；过分溺爱，孩子缺乏独立性；家庭结构僵化，专制，缺乏灵活性；缺乏解决冲突的技能，常回避冲突。

在多数对神经性厌食症患病率调查中发现，患者多来自于社会地位偏高或经济较富裕的家庭；城市人群的患病率高于农村人群；在城市中，私立学校的女生患病率高于普通学校。

（二）心理因素

Bruch（1979年）提出，神经性厌食患者中的自愿挨饿是与他们在自主、能力、控制力和自尊方面的斗争有关系的。她把这种斗争与父母无法识别和确认孩子身上出现的独立需要紧密联系起来。Cruise（2010年）认为神经性厌食是恐惧回避障碍的一种类型，其恐惧回避的对象是正常成年人的体重和体形。

患有神经性厌食症的青少年表现为因循守旧，渴望赞同以及对变化缺乏适应性，他们的心理学特征包括回避伤害，追求新鲜事物的欲望较低，以及依赖奖励。一项对神经性厌食患者进行的十年跟踪调查中发现，强迫观念、强迫行为与社会因素的相互作用问题仍然持续，即使在恢复体重的患者中也是如此。此外超过80%的青春期发病的神经性厌食患者，在发病后的十年内，至少有过一次较严重的抑郁发作或心境恶劣，研究者相信，神经性厌食和抑郁症之间存在一定的共同性。

追求完美、神经质的个性特征与神经性厌食之间也有相关性。个体的易感素质包括常有争强好胜、做事尽善尽美、喜欢追求表扬、自我中心、神经质；而另一方面又常表现出不成熟、不稳定、多疑敏感、对家庭过分依赖、内向、害羞等。

（三）生理因素

1.与遗传因素有关

神经性厌食与遗传因素有关，而且与神经性贪食存在交叉遗传现象，遗传机制至今不明。进食障碍有家族聚集性。有研究发现，有进食障碍家族史者发病风险是常人的11倍。双生子研究也发现，神经性厌食、神经性贪食和暴食障碍的遗传度均在3%~50%之间。进一步研究发现，单卵双生子患厌食症的一致率明显高于异卵双生子。神经性厌食的分子遗传学研究也发现神经性厌食与遗传因素有关。

2.与神经递质系统有关

神经递质5-羟色胺被认为与厌食症和贪食症有关。神经性厌食还与去甲肾上腺素、多巴胺和阿片类神经递质系统有关，并且与神经调节物质促肾上腺皮质激素的变化有关。总而言之，在神经性厌食患者中发现了一些神经生物学上的异常，虽然这些异常可能是半饥饿或周期性暴食吐泻的结果，而不是导致神经性厌食的主要原因。神经影像学的研究发现，神经性厌食患者脑室扩大，脑沟变深，前额叶内侧，扣带前回灌注减少，而丘脑及杏仁核和海马区域灌注增加，研究结果认为神经性厌食患者存在神经通路的功能不足。功能性磁共振成像（fMRT）研究提示，神经性厌食患者在面对自身图片时，其视觉空间处理系统和正常人不同，这或许能帮助我们更好地理解神经性厌食患者为何明明已经很瘦，却依然觉得自己很胖。研究者认为，这种情绪和直觉处理过程的偏差，可能是在神经性厌食患者对自身图片歪曲认知的基础上产生的。瘦素是肥胖基因的编码产物，是人们发现的第一个脂肪细胞分泌的信号分子，主要通过与体内受体结合发挥生物学作用。研究发现，其受体主要分布在下丘脑、垂体、卵巢、子宫等处，与摄食和生殖关系密切。瘦素是作用于摄食中枢的重要激素之一，故神经性厌食可能与体内瘦素分泌或者与受体结合的功能异常有关。

（四）中医的观点

中医学自古有"七情内伤"之说，人的正常情志活动可以概括为喜、怒、忧、思、悲、恐、惊，称为"七情"，属于生理范畴。而当七情成为导致或者诱发疾病的致病因素时，就称为"七情内伤"，属于病理范畴。人的情志活动与心、肝、脾、肺、肾五脏关系密切，有着对应关系，肝之志为怒，心之志为喜，脾之志为思，肺之志为忧，肾之志为恐。故而情志太过就会伤及五脏精气，具体表现为大怒伤肝，大喜大惊伤心，过度思虑伤脾，过度恐惧伤肾。神经性厌食属于中医七情致病的范畴，多是由于情志因素导致脏腑功能失调，阴阳失衡，出现各种疾病症状。其中肝、脾、心、肾脏腑功能失调最为重要。

1.从生理上说原因

生理情况下，肝主疏泄，对全身气机、血液和津液等有疏通、畅达的功能。肝疏泄有序，气机条畅，气血和调，则心情舒畅，情志活动正常。同时肝能够协调和促进脾胃的运化功能，在食物的消化及营养物质的吸收和转输方面有着重要的作用。肝疏泄正常，能助脾胃转输气血精微，滋养脑髓、灌溉五脏六腑。脾主运化，为后天之本，可以将饮食水谷分解变化为能被人体吸收的精微物质，并将其转输到全身各脏腑；在脾气的气化和转输作用下，水谷精微化为精、气、血、津液，输送到全身。脾主运化是人体食物代谢过程的中心环节，也是后天维持人体生命活动的主要生理功能。

心为"君主之官"，藏神，为五脏六腑之大主，主神志，能主宰和调节人体的各种生理功能和心理活动。心主血，心气能推动血液运行，输送营养物质到五脏六腑、四肢百骸。人体的五脏六腑、四肢百骸、肌肉皮毛都依赖于血液的濡养，才能发挥他们的正常生理功能。

肾主藏精，为先天之本，"受五脏六腑之精而藏之"。精是构成人体和维持人体生命活动的基本物质，肾中所藏之精，分先天之精与后天之精，先天之精主要来自于父母，后天之精则是脾胃化生的水谷之精，先天之精依赖后天之精的充养。肾精充足、肾气充盛，能够促进人体的生长发育和生殖，并对人体的新陈代谢和各脏腑的功能活动有重要的推动和调节作用。

2.从病理上说变化

病理情况下，若因精神刺激过度、工作学习紧张、思虑过度等多种精神因素而致情志不遂，忧思郁怒，肝气郁结，肝气不能正常疏泄，脾失健运，则心血亏虚，肾精亏虚，五脏六腑失养。脾失健运，脾胃升降失调而不思饮食；脾气亏虚，不能运化，四肢肌肉失于濡养而消瘦；胃阴亏虚，不能受纳而不能食；肾精亏虚，影响生长发育、生殖；气血生化无源，冲任亏虚，胞血不充，月经不下。

本病病机变化有虚实之分，疾病初期以实证为主，常见身体素质尚可，因情志不遂，脾阳失于施展，运化失健，其表现以肝气郁滞、脾胃运化功能失常为主，脾胃虚弱症状不明显。随着疾病的迁延，逐渐由实证转变为虚证，出现脾气不足、胃阴亏虚、肾精亏虚等证型。

四、神经性厌食对患儿有哪些不良影响

神经性厌食，通常在青春期起病，常常以慢性和复发性为特征。神经性厌食症患者的身体状态和心理状态都会发生变化。神经性厌食患者通常伴有医学并发症和心理疾病并发症。

（一）对身体的危害

1.导致内分泌系统紊乱

调节进食行为的身体功能出现了异常，神经性厌食患者虽然肚子空空，却吃不下去，一旦开始吃东西，有时又会抑制不住一直吃下去。这些患者调节空腹和满腹感的大脑功能发生异常。正常人之所以能够在饿的时候觉得想吃东西，在吃饱后有不想再吃的感觉，就是因为大脑中负责饮食的神经中枢在发挥作用。大脑内具有传达指令的系统，食物信息首先传达到额叶前部和感觉部，然后从这里把信息传到丘脑下部，摄食中枢和满腹中枢在丘脑下部，如果丘脑下部功能低下，就会对下垂体甲状腺、性腺和肾上腺产生不好的影响，也可能导致月经暂停。饮食行为、脑内摄食行为调节器官、全身神经系统、内分泌系统是一个复杂的网络，因此如果中枢神经发生异常，这个网络的每个环节都会发生改变，进食障碍会导致全身网络系统混乱。

2.常常伴有心血管系统并发症

神经性厌食患者常常伴有心血管系统的并发症，例如低血压和心动过缓。导致心血管系统并发症的原因有多种，并且经常混合出现，主要的原因有继发

于催吐及诱发腹泻行为的脱水和电解质紊乱，以及作为营养不良的直接后果。饥饿状态下，心脏持续工作，可能会影响心肌血流量，最常见的心电图变化是窦性心动过缓。严格性限制能量摄入和体重下降，对神经性厌食患者的心脏结构和功能有明显的影响。需要注意的是，如果恢复进食过快，特别是伴随低磷血症，神经性厌食患者可能发生心力衰竭。营养不良、电解质紊乱和泻药滥用可能导致不可逆转的继发性心肌病。如果恢复进食过快或体重增长过快，患者会出现外周性水肿，因此，神经性厌食患者在营养增量期间，需要被严密观察和监测生命体征、水肿和心肺情况。

3.造成胃肠功能紊乱

胃肠功能紊乱继发于异常进食行为和营养不良，大多数胃肠功能紊乱在恢复正常饮食和体重后得以缓解。神经性厌食患者的营养不良和低钾血症可以导致食管蠕动和胃排空障碍。胃排空障碍表现为摄入食物后的饱胀感，胃肠功能紊乱，还可以表现为呕吐、吞咽困难、便秘和腹泻、肝酶和胰淀粉酶升高。神经性厌食患者还可能存在胃十二指肠溃疡。暴食又会引起胃扩张，急性胃扩张和破裂虽然在临床很少见，但死亡率高。神经性厌食患者可以有肺活量减少，肺功能严重受损。神经性厌食患者的营养不良可以造成全血细胞减少，血小板减少，贫血往往是缺铁性的。

（二）对心理的影响

1.不能客观审视自己

神经性厌食患者的心理状态也会发生变化，虽然患者是因为罹患疾病而瘦弱，但自己却不能承认，不能客观地审视自己，虽然在别人眼里已经是苗条的体形，但自己却觉得还是太胖，需要继续减肥。周围的人都觉得患者对自己的体形认识不正常，但是患者自己却觉察不到。食量减少，习惯于瘦弱体形后，患者的思维方式就渐渐与周围人不一样了，他们把减肥的目标定得过低，对于苗条身材的意识过于强烈，对因营养不良而引起的症状漠不关心，虽然也感到有些不安，但是并不认真对待。只要体重稍微增加，就非常担心，认为自己的体形过于肥胖，因此愈发限制自己的饮食。在这个过程中，对于自己的体形完全没有一个正常的衡量标准。不能很好地表达自己的喜怒情绪，把自己封闭起来，不想与他人交流。厌食会造成营养不良，也会给精神造成影响，产生强烈的不安、焦躁感，注意力不集中，失眠，情况更严重时会引发抑郁症等心理疾病，对于日常生活和社会生活都产生不良的影响。一旦发生神经性厌食症，患者对于自己体形的厌恶感会越来越强烈，对于厌食的行为无力摆脱。

2.常会合并某些心理疾病

神经性厌食患者恶劣心境的终生患病率为19%~93%，重性抑郁障碍是神经性厌食患者最常见的共患病。青少年患者更容易共患强迫障碍，这些患者过于关注食物能量和体重的概念，为了减肥而不停地运动。神经性厌食患者还容易出现酒精和药物滥用，有文献报道，神经性厌食中药物滥用的终生患病率在12%~18%之间。

（三）长期的危害

神经性厌食患者会使患者长期处于饥饿中，而大量的研究提示，饥饿会使人更加迷恋食物，食物会在患者的生活中占有重要地位。多项研究发现，处于半饥饿状态中的人会出现月经不调或闭经、掉头发、头晕、心慌、皮肤干燥、便秘。一项研究发现，20%的神经性厌食患者最终因厌食症而丧失了生命，将近5%的人在患有厌食症后的十年内死亡，神经性厌食是致死率较高的疾病。

长期处于营养不良的神经性厌食患者，会出现脑功能的改变，有部分患者出现脑电图异常，还可能出现广泛性肌无力、周围神经病变和头痛等症状。

由于脱水，患者的泌尿系统也会出现异常，经常表现为血尿素氮水平升高，继发于饮食减少的低磷血症，可能会诱发横纹肌溶解症和急性肾功能不全。具有慢性病程的神经性厌食患者出现高血肌酐浓度，可能是肾功能不可逆损害的前兆。

内分泌紊乱在神经性厌食患者中表现非常明显。神经性厌食患者经常出现血糖水平和糖耐量降低，甚至可能出现低血糖昏迷。

神经性厌食患者也常常出现水电解质紊乱，例如低钾血症、低钠血症、低钙血症等。特别要注意的是神经性厌食患者饮水可能过少，或过多。饮水过少造成脱水，脱水通常伴随循环系统障碍和电解质紊乱。有些神经性厌食患者通过大量喝水来抑制食欲，或者错误地认为水可以排毒而大量喝水，结果造成水中毒。水中毒可以导致低钠血症低渗透压，甚至脑水肿和死亡。

骨密度减少在神经性厌食患者中非常常见，青春期起病的女性患者出现骨质疏松的风险更大。神经性厌食患者中的死亡率较高，有研究发现神经性厌食患者的死亡率是0.56%，是普通人群中年轻女性死亡率的12倍，主要死亡原因有自杀、心律失常、水电解质紊乱、感染、肾衰竭、休克、肠梗阻和胃穿孔。

五、如何识别、诊断神经性厌食

（一）如何识别神经性厌食

神经性厌食症是以体像认知障碍、病理性害怕肥胖、拒绝维持最低限度正常体重及营养不良为特征的一种进食障碍。患者追求病理性苗条而极度控制饮食。患者并非真正厌食，而是为了达到所谓的"苗条"而忍饥挨饿，除非发展至恶液质，其食欲一直存在。有趣的是，尽管这些患者自己对食物存有偏见，但却能为别人精心准备丰盛的食物。多数患者对营养物质特别是食物热能含量了解较多，尽量避免高碳水化合物食物，而进食低脂肪蛋白质食物。患者往往在起病前一年，为控制体重、保持苗条的体形而开始进行节食或减肥。常见的有限制进食，为限制每日能量摄入通常吃得很少；有些患者通过进食后诱导呕吐；过度体育锻炼和滥用泻药。患者存在对自身体像认知歪曲。过分估计自己的体形和体重，尽管与多数人一样苗条，但仍对自己的体重过分关注，限制进食，甚至体重严重不足，非常消瘦，仍坚持认为自己非常肥胖。尽管身体越来越虚弱，但对体重的先占观念和焦虑有增无减。

神经性厌食患者对自身胃肠刺激感受的认知也表现出异常，曲解饥饿意识，否认疲劳感；对自身的情绪如愤怒和压抑缺乏正确的认识。否认病情是该症的另一个显著特征，患者从不抱怨厌食或体重下降，甚至拒绝求医和治疗。一般为家属发现并带患者到医院就诊，也可由于合并症或其他不适，如腹部不适或便秘等因素促使自己到医院就诊。

全身症状和体征：营养不良；全身皮下脂肪减少、面容消瘦、第二性征减弱；基础代谢降低，感到疲乏无力；体温调节能力下降，出现怕冷、低体温；皮肤干燥、贫血、营养不良性水肿等；严重时可出现各种器官系统功能障碍，如心脏功能障碍、酸碱失衡等。

儿童神经性厌食的临床表现可能与成年人不同，儿童比成年人更快发生脱水，慢性营养不良，主要表现为成长障碍和青春期延迟，由于身体脂肪的相对缺乏，青春前期儿童会消瘦得更快。

（二）如何诊断神经性厌食

1.诊断要点

（1）比正常体重减轻15%以上，或在青春前期不能达到所期望的躯体增长标准，并有发育迟缓或停止。

（2）体重指数小于17.5〔体重指数=体重（kg）/身高^2（m^2），正常范围为18.5~25〕。

（3）症状至少持续3个月，体重明显减轻。

（4）有家族病史（如厌食症或神经性贪食症）。

（5）具有一定的人格特质和情感状态（如完美主义、毅力、焦虑或自卑；感受与目标相关的家庭、文化或社会压力，如瘦、高成就或完美等）神经性厌

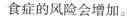

食症的风险会增加。

2.诊断标准

美国精神病学学会修订的《精神疾病统计诊断手册》第五版（DSM-5）中关于神经性厌食症的诊断标准如下。

A.相对于需求而言，在年龄、性别、发育轨迹和身体健康的背景下，因限制能量的摄取，而导致显著的低体重。显著的低体重被定义为低于正常体重的最低值，或低于儿童和青少年的最低预期值。

B.即使处于显著的低体重，仍然强烈害怕体重增加或变胖，或有持续的影响体重增加的行为。

C.对自己体重和体形的体验障碍，体重和体形对自我评价的不当影响或持续地缺乏对目前低体重的严重性的认识。

标注是否是

限制型：在过去的3个月内，个体没有反复的暴食或清除行为（即自我引吐或滥用泻药、利尿剂或灌肠）。此亚型所描述的体重减轻的临床表现主要是通过节食、禁食和过度锻炼来实现。

暴食/清除型：在过去的3个月内，个体有反复的暴食或清除行为（即自我引吐或滥用泻药、利尿剂或灌肠）。

标注如果是

部分缓解：在先前符合神经性厌食的全部诊断标准之后，持续一段时间不符合诊断标准A（低体重），但诊断标准B（强烈害怕体重增加或变胖，或有影响体重增加的行为），或诊断标准C（对体重或体形的自我感觉障碍）仍然符合。

完全缓解：在先前符合神经性厌食的全部诊断标准之后，持续一段时间不符合任何诊断标准。

标注目前的严重程度

对于成人而言，严重性的最低水平基于目前的体重指数；对于儿童和青少年而言，则基于BMI百分比。

（三）如何辨别神经性厌食

1.与躯体疾病导致的体重过轻进行辨别

甲状腺功能亢进会导致与神经性厌食相似的体重减轻、掉头发等症状，但是这些症状是由于过度活跃的甲状腺功能异常引起的。同样，胃肠功能紊乱也会引起体重减轻。如果患者只是体重过轻，而不担心体重增加，也不极端想减肥，对自己的体形也没有不满意，需要到医院就诊，可能患者只是出现了躯体疾病，而不是患了神经性厌食症。

2.与抑郁障碍进行辨别

神经性厌食症患者与抑郁障碍患者，在临床表现上有很多相似之处，例如心情不好，容易为小事发脾气，不愿与人交往，体重减轻。但是抑郁障碍患者进食减少的主要原因是食欲下降，胃口差，对食物失去兴趣，而不是故意限制进食来达到控制体重的目标。神经性厌食症患者确实对食物依旧感兴趣，他们控制进食量是害怕长胖。神经性厌食症患者强烈希望变瘦，而抑郁障碍患者对任何事情都缺乏兴趣。

当然一个患者可能同时罹患神经性厌食和抑郁障碍两种疾病。在一些案例中，有些人是在限制饮食后出现烦躁、兴趣减退、快乐感缺失，逐渐出现抑郁症状；在另一些案例中，抑郁障碍患者因为长期生活在沮丧中，常常会感到对很多事情失控，于是产生强烈控制饮食的想法。

3.与强迫障碍进行辨别

强迫障碍患者追求完美，常常包括强迫思维和强迫行为。神经性厌食患者在吃饭时常常出现各种强迫行为，例如反复计算食物的热能后，选定进食品种等。

给家长的重要提示

对一些人来说，限制他们吃什么可以满足个人控制和自尊的需要。一些儿童青少年可能会陷入这种模式，以应对巨大的变化和挑战。如果出现以下情况，家长可能要引起关注，例如孩子在很小的年龄表达对体重的担忧；孩子对饮食需求越来越严格；孩子加强他或她的日常锻炼。

当家长发现儿童或青少年有以下症状时，应及时就医。有厌食的迹象，包括体重快速减少，饮食少，过度关心体重和外观；体重减轻，却不停止减肥；害怕进食会导致体重增加，从而干扰健康的饮食；出现秘密进食或对进食情况撒谎；即使别人说他（或她）看起来太瘦，却坚持认为自己很胖，坚持自己必须进行节食；经常性呕吐或滥用泻药、利尿剂；有时暴食；青少年女性出现闭经；感觉需要很多运动锻炼，即使在受伤或疲惫时也不给自己恢复、治疗或休息时间；已被诊断为神经性厌食症，儿童青少年感到头晕。

当家长发现儿童或青少年有以下症状时，应紧急就医。尿液明显减少；心跳加剧，早搏或心跳频率低于正常值；出现昏厥；有严重的腹部疼痛、吐血或者有黑色、黏稠（柏油）的粪便，这些迹象可能意味着有消化道出血；身体任何部位出现严重的疼痛，如关节或躯干。

值得家长注意的是：观察、等待是一种观望的方式。等待并不是一个安全的方法来处理可能的神经性厌食症。

给基层医生的特别提示

早期识别和早期诊断，获得早期治疗可以帮助提高儿童青少年克服神经性厌食症的机会。

以下健康专业人员可以帮助诊断或治疗神经性厌食症：全科医生、儿科医生、内科医师、注册营养师、心理学家、持有执照的精神健康顾问、精神科医生。

对于严重的厌食、饥饿或威胁生命的精神健康问题，需要在医院或饮食失调治疗中心接受治疗。

没有可以诊断神经性厌食症的单一测试。但这种疾病对儿童青少年的健康和饮食习惯有明显的影响。如果医生认为儿童青少年可能有神经性厌食，则会检查儿童青少年的营养不良或饥饿迹象。医生也可能会问儿童青少年关于心理健康问题。医生需要检查有无生理或者心理并发症，例如抑郁症、焦虑症或强迫症。

对于诊断神经性厌食，常见的检查和评估包括：儿童青少年的身体和情绪健康，现在和过去的病史。体检，包括检查儿童青少年的心脏、肺部、血压、体重、口腔、皮肤和头发营养不良的问题。询问并用量表测试有关儿童青少年饮食习惯的问题，以及儿童青少年对健康的看法。心理健康评估，检查抑郁或焦虑。验血，检查营养不良的迹象。X射线可以显示儿童青少年的骨骼是否由于营养不良而被削弱（骨质减少）。如果医生认为儿童青少年可能有器官损伤，做心脏或肾脏检查可能会有所帮助。

六、神经性厌食的治疗方法

神经性厌食涉及心理和生理混乱，与其他心理障碍所不同的是其生理紊乱所致的躯体并发症可累及全身各大器官，因此在确定治疗方案前，必须对患者进行全面评估，躯体评估非常重要。对没有生命危险的患者，接下来进行全面心理评估十分重要，神经性厌食患者常缺乏治疗的动机，而治疗动机与疾病预后之间呈相关性。评估需要包括营养评估、进食行为和认知评估。营养评估类似于常规体检。进食行为和认知评估主要包括自我监测，饮食记录可以简单也可以复杂，主要提供每日的能量水平、营养摄入、运动、贪食和清除次数、进食种类、何时何地进食和情绪状态信息。评估还包括进食障碍检查（eating disorder examination，EDE）、进食态度测验（eating attitudes test，

EAT）、进食调查表（eating inventory，EDI）等。进食障碍检查量表EDE含有四个亚量表，分别从饮食限制、进食顾虑、体形顾虑及体重顾虑方面去评估进食障碍的核心心理病理特征，具有较好的信度与效度，心理治疗的效果较为敏感，可用于诊断评估及监测治疗进展。进食调查表EDI是测量神经性厌食和神经性贪食常见心理和行为特征的自评问卷，该量表可用于筛查进食状态，评定进食障碍核心症状及相关心理病理特征的严重程度，制定治疗目标，监测治疗进展和疗效。进食态度测验EAT，是用于评估罹患进食障碍风险的标准化量表，主要用于评估进食障碍典型症状的严重程度，尤其是惧怕体重增加的瘦身动机及进食限制。总体来说，进食障碍检查量表EDE适用于做出进食障碍的临床诊断及评估疾病的严重程度。进食调查表EDI适用于评估进食障碍核心症状及相关心理病理特征的存在与否及严重程度。而进食态度测验EAT则适用于初步筛查进食障碍及评估进食障碍典型症状的严重程度。

（一）总体治疗原则

所有神经性厌食症患者都需要治疗。在大多数情况下，涉及看医生和定期心理咨询或心理治疗。那些体重不足或有严重疾病的患者需要住院。治疗的目标是恢复健康的体重和健康的饮食习惯。如果患有神经性厌食，尽量不要拒绝治疗。尽管患者可能会害怕体重增加，但试着把体重增加看作是挽救生命的措施。在医生的帮助下，患者可以学会吃好的同时保持健康的体重。

理想情况下，神经性厌食症的治疗团队包括精神健康专业人员（如心理学家或精神病学家）、医疗卫生专业人员（如医生或护士）和注册营养师。如果患者的健康状况不是危及生命的，神经性厌食症的治疗主要包括：①药物治疗，如果营养不良或饥饿已经开始打乱患者的身体，医疗将是重中之重。医生会治疗由厌食症引起的生理疾病，如骨质疏松症、心脏病或抑郁症。当患者躯体情况开始好转，医生将继续关注患者的健康和体重。②营养咨询，注册营养师将帮助患者健康地掌控自己的体重。患者可以学习健康的饮食模式，并对营养有很好的了解。③心理咨询与心理治疗，与心理学家或心理健康专家交谈将帮助患者应付厌食症背后的情绪原因。例如，患者可能会与心理治疗师讨论生活压力，对食物和体重毫无帮助的信念，或某些可能导致厌食症的性格特征。通过治疗，患者恢复的重要部分将包括：控制饮食习惯、学习情绪自我护理和学习情绪管理。建立对试图帮助你的人的信任。对于厌食症的青少年，家庭的参与是治疗的关键部分。家庭治疗可以帮助父母在情感上和生理上支持他们的孩子。

治疗形式分为门诊治疗和住院治疗。其原则分别为：短期或住院治疗阶段，恢复体重，挽救生命；长期或门诊治疗阶段，改善心理功能，预防复发。门诊治疗主要包括治疗饥饿所致的医学并发症；营养咨询，建立平衡的饮食方式，预期体重每周增加0.9kg，最终恢复理想或正常体重；使用行为技术对体重增加进行奖赏；个体和小组认知治疗，改变患者对食物的态度，增强自律；家庭康复；治疗神经性厌食伴发的各种心理障碍，如抑郁、强迫等。如果出现下列情况需住院治疗：体重等于或少于理想体重的70%，体重指数低于13.5；持续性的自杀意念；存在严重的医学并发症，如肺炎、明显的水肿、严重电解质紊乱、低血糖；需要撤除服用的泻药、厌食剂或利尿剂；门诊治疗失败。住院治疗的目标是处置对儿童青少年躯体或精神健康的直接危害，帮助他们恢复体重，并为下一步心理治疗提供相应的情景条件。

（二）西医治疗方法

1.支持治疗

目的为挽救生命，维持生命体征的稳定。手段主要包括纠正水、电解质代谢紊乱和酸碱平衡失常；给予足够维持生命的能量，消除水肿，水肿的患者常常存在血浆蛋白低下，有条件者可静脉补充水解蛋白、鲜血浆等；解除对生命的威胁。对于那些体重极低的患者，住院治疗是一个很好的选择，住院治疗期间帮助患者卧床休息，静脉输液和补充需要的矿物质，纠正营养不良和脱水，缓慢进行再喂养。

2.营养治疗

目的为恢复正常体重。营养程度不同的话采用不同的治疗方式。营养治疗分三个连续阶段。

第一个阶段，需要紧急纠正低体温、低血糖导致紊乱、脱水以及不典型感染等。

第二个阶段，积极治疗与促进细胞代谢恢复。

第三个阶段，纠正组织器官功能及增加体重。

一般遵循少量起始逐渐增加的原则。营养治疗主要通过经口进食，肠内营养只适用于严重病例抢救生命的短期治疗方法，是否需要采用肠内营养，要谨慎考虑，肠内营养首选鼻胃管途径。静脉输液只有在患者确实需要时才能进行。

在进行营养治疗时，要特别注意再喂养综合征。再喂养综合征是指在患者长期饥饿或严重营养不良后，提供再喂养（包括经口进食、肠内或肠外营养）所引起的，与代谢异常相关的一组表现，包括严重水电解质失衡、葡萄糖耐量降低、维生素缺乏等。再喂养综合征通常出现在再喂养初期4天内，再喂养期间过度的蛋白质摄入，突然的代谢负担增加，会导致失代偿，从而产生严重的代谢并发症，例如低磷血症、低钾血症、低镁血症、急性维生素B_1缺乏。所以应该在肠内喂养开始前3天予以补充磷、维生素B_1和维生素C。静脉补维生素B_1易出现过敏反应，需要稀释其浓度。低磷血症最常发生，表现为头晕、厌食、四肢无力、感觉异常（麻木）等，重症者可有抽搐、精神错乱、昏迷，甚至可因呼吸肌无力而危及生命。严重低磷血症的致死率高达63%。设计营养治疗方案时应适当提高能量供应中脂肪的比例，因为脂质代谢不会直接引起高胰岛素血症，不需消耗磷。再喂养时，葡萄糖的摄入可抑制糖异生，持续、大量和快速补充葡萄糖易造成高血糖，并发高渗性非酮症昏迷、酮症酸中毒、渗透性利尿和脱水。再喂养前，应注意检测和先期纠正原已存在的水电解质、磷、钙、镁等代谢紊乱。再喂养开始后即注意补充磷、镁和钾，并密切监测其水平，根据检测结果及时调整供给量。

再喂养的初始阶段热氮供给量宜低：能量为 83.7 kJ/（kg·d）或 4180kJ/d、蛋白质为 0.8 ~ 1.2 g/（kg·d）。在 10 ~ 14 天内逐步、缓慢地递增供给量，直至达到预期营养需求目标或患者可耐受的量。宜以糖脂双能源供能，其中脂肪的供给量不能超过机体最大清除能力［3.8g/（kg·d）］，特别是脂肪清除能力下降的危重患者。注意补充维生素，特别是维生素 B$_1$ 以及叶酸。加强临床观察，根据病情变化及时予以相应处理。

3.药物治疗

对神经性厌食高危人群要求药物要有预防作用，急性治疗期主要强调快速而有效的体重增加，而维持治疗期的作用是防止疾病复发。在促进患者进食恢复期间，可合并助消化药，如胃酶合剂、多酶片、乳酶生等，或针灸治疗，也可用小量胰岛素促进食欲及消化功能恢复。

（1）**促进肠动力药**　例如多潘立酮可以减少腹部不适感和食管反流。

（2）**赛庚啶**　赛庚啶能够增加体重，卧床期间可以使用赛庚啶，因为其有镇静作用。

（3）**抗焦虑药**　使用抗焦虑药物的主要指针是共病焦虑障碍，也可用于改善神经性厌食患者合并的焦虑症状和失眠等，可以使用苯二氮䓬类药物。选择抗焦虑药物时，应选择镇静作用弱、作用时间短的药物，如阿普唑仑、劳拉西泮、氯硝西泮。同时，由于神经性厌食患者存在物质滥用和物质依赖的风险，因此，抗焦虑药物治疗时间不易过长。

（4）**抗精神病药**　常用的有奥氮平、喹硫平、利培酮等。奥氮平可以减少反复性厌食思维，使用低剂量即可达到疗效。喹硫平是一种可以有效减轻神经性厌食患者焦虑的抗精神病药物，喹硫平不会引起记忆缺失和情绪不稳定。使用抗精神病药物时，需要注意锥体外系不良反应，若发生锥体外系不良反应，则需要减少剂量或对症处理。

（5）**抗抑郁药**　神经性厌食患者易于共患心境障碍和强迫障碍。最常用于治疗神经性厌食症的抗抑郁药物是5-羟色胺再摄取抑制剂。目前一般认为氟西汀对于神经性厌食急性期营养不良和低体重的患者无明显疗效，但是对于体重恢复正常的患者，能够维持疗效和减少复发。

（6）**心境稳定剂**　目前没有充分证据表明心境稳定剂能够有效治疗神经性厌食，故不推荐用于神经性厌食的治疗。西酞普兰是另一个可能对神经性厌食患者具有一定疗效的5-羟色胺再摄取抑制剂。研究表明，西酞普兰在低体重的成年神经性厌食患者中，虽无助于体重增加，但在用药3个月后，患者的抑郁强迫症状冲动行为得到了明显改善。

（7）**锌制剂**　不论血锌浓度如何，补锌均会提高体重增加的速度。

4.心理治疗

（1）**支持性心理治疗**　与患者建立良好的关系，取得患者的信任和配合。提供躯体发育和健康与饮食的科学知识教育，使患者认识到科学、合理的饮食对躯体发育和健康的重要性。给予支持与鼓励，促使患者主动参与治疗。培养患者的自信心和自立感，使其在治疗计划中负起个人责任，最终战胜疾病。

（2）**家庭治疗**　神经性厌食起病与其特征性家庭类型功能障碍有关，主要表现为家庭过分卷入、过分保护、合理化和冲突解决缺乏等，这些现象在儿童青少年心身症状的发生和发展中起着重要作用。神经性厌食的家庭治疗应该直接改善家庭的交往过程或结构，以患者和家庭其他成员共同作为治疗的对象，进行家庭治疗。

家庭治疗比较适合起病较短，较为年轻的急性神经性厌食症患者。家庭成员中患神经性厌食症的女孩所表现出来的团结精神，其实是伪装的表面现象，它常被临床医生看作是掩饰内隐的和公然的攻击与回避冲突的一种企图。因此基于家庭的干预，常常要求重建健康的沟通模式。通过让整个家庭参与治疗，治疗师可以观察家庭对体形和身体意象的态度，这对于青少年来说很关键。

父母介入进一步的治疗，并避免去质询家庭成员间消极的相互作用模式。治疗师应专注于疾病的性质与治疗，避免对孩子的进一步批评和谴责家庭成员。儿童青少年神经性厌食的家庭治疗，主要包括结构式家庭治疗、家庭为本的治疗及多家庭日间治疗。

结构式家庭治疗着眼于改变家庭结构，症状的解决只是一个副产品。家庭为本的治疗认为神经性厌食患者无法控制他们的进食行为，他们需要父母的帮助。治疗师通过加强父母对饮食的控制来改变目前的厌食局面，治疗方法强调治疗时应当把焦点集中在体重的恢复，尤其是治疗早期。多家庭日间治疗让父母更多参与治疗计划，目标是为了解决患者出院后体重迅速下降的问题。这种多家庭治疗让家庭成员不再感觉自己是被关注的中心，被专业人员观察的对象，这种解脱有助于帮助家庭消除病耻感，同时通过相互交流，通过别的家庭正面的反馈使各家庭得到更多帮助。虽然每一种家庭的治疗技术有差异，但总体来说，家庭治疗的设置一般每次治疗60~90min，每周至每月一次，一个疗程6~10次。

📖 延伸阅读

典型家庭治疗的四个阶段

典型的家庭治疗一般分为四个阶段，分别为建立治疗联盟阶段、体重恢复阶段、自主发展阶段和康复阶段。

● 治疗联盟阶段：目标就是与所有家庭成员建立起和谐积极的工作联盟，以最大程度地调动他们配合进行治疗的动机。具体方法包括，让家庭成员对儿童问题的严重性产生紧迫感，并强调合作进行治疗的重要性，让他们明白父母在治疗过程中起着核心和权威作用。

家庭治疗的意义，不是要指责家庭对儿童问题负有责任，而是要找到一种方式，让家庭运用自己的智慧和凝聚力，帮助儿童尽快康复。家庭会引起儿童出现神经性厌食的唯一方式，就是家长试图帮助儿童进食，但最终又放弃的做法，这会不经意地养成儿童的不良进食习惯。

- 体重恢复阶段：在家庭治疗的第二个阶段，需要帮助家庭创造一种家庭氛围，让大家都期待着儿童青少年患者能够形成正常的进食模式。让患者能够在父母的引导下吃下她不想再吃一口的东西时，治疗就可以结束了。第二个阶段的治疗重点放在支持父母努力让儿童青少年进食上，以便使儿童青少年的体重以每周增加1~1.5kg的速度达到目标体重，即其身高对应体重的第40个百分位水平。应由父母制定平衡饮食和每日四餐的菜谱，使摄入食物的能量依照儿童青少年恢复的状况在1500~3000cal之间。

- 自主发展阶段：当治疗转入自主发展阶段时，心理治疗要与家庭达成一个协议，只要儿童青少年患者恢复到了目标体重，并能够不再出现暴食催泻行为循环，父母对他们进行的控制就要停止，要让儿童青少年对自己的体重负起全部责任。在每次家庭治疗前，患者都要去称体重，如果达到目标体重，那么在家庭治疗过程中，大家就不要再谈论食物、进食和体重的问题，家庭成员最好也不要在家里谈论与食品和体重有关的话题。

- 康复阶段：在治疗的最后一个阶段，心理治疗师要帮助家庭回顾他们取得的进步。治疗师要告诉他们，最初进食症状的出现，可能正好与儿童向青少年过渡的家庭生活周期同时发生，还需要提及症状复发的可能性，以及当复发症状出现时，父母可以使用治疗过程中学习的方式来应对。此时治疗的重点应集中在如何应对下一个家庭生活周期的转折上。

（3）**行为治疗**　　主要是严格地执行奖赏、惩罚制度，由增重及其伴随的正强化组成。如果患者达到了日增重目标，给予正强化，其有权接受探视、看电视、阅读书籍和报纸及参加活动等。如果患者达不到日增重目标，可根据具体情况给予负性强化，如限制活动等。由于神经性厌食症患者极为厌恶体重增加，故行为治疗比较适合住院患者。

（4）针对神经性厌食的认知行为疗法（CBT）　近几年，研究进食障碍的专家发现，认知行为疗法是针对贪食症最行之有效的治疗方法，也是广泛用于神经性厌食症的心理疗法之一。对于神经性厌食特别是低体重群体的疗效仍需进一步观察。

认知行为疗法，主要帮助人们改变其认知，也就是想法和行为，认知行为疗法最初起源于行为疗法，关注的重点是改变人们的行为。后来心理学家认为，人们的想法及认知对人的影响也非常大，因为人们的想法和言语对其心理问题有很重要的影响。例如神经性厌食患者有一些想法，没有谁会喜欢胖子，人们都喜欢瘦的我，如果体重增加则表明自己是一个彻底的失败者。他们有控制饮食的行为，有经常量体重的行为等。认知行为治疗是一种问题导向性的治疗，通常治疗的时程相对较短。认知行为治疗的目的是增加患者的体重，所以大多数神经性厌食患者非常抵触接受治疗，会在取得一定进展的时候放弃治疗。但是，认知行为治疗目前仍是神经性厌食症治疗领域最常用的方法。认知行为治疗包括四个阶段：饮食日记；奖励机制，促进进食量；应对自己不适的环境；思维的变化。

- 饮食日记：患者记录每天吃了多少以及进食前后的情况。A代表进食之前发生的事情，或者产生的情绪。B代表行为也就是吃的量，怎么吃的。C代表结果，或者吃完东西后的感受、想法或行为。饮食日记的主要目的是找到每天吃饭前后具体发生了什么，获得这些信息有助于设计一个适合患者自己的计划，帮助解决饮食紊乱的问题。同时饮食日记还会让患者更加清楚地了解导致自己饮食紊乱的相关情形及结果。

- 奖励机制：通过奖励机制，鼓励患者吃更多的东西，让他们得到更多的奖励和刺激，治疗师会帮助患者列出一个奖励的清单，奖励机制是很好的短期性解决方法。

- 应对自己不适的环境：要求患者从最小恐惧体验到最大恐惧体验。患者去体验自己之前不适的感觉，治疗师也会教给患者一些方法缓和不适的感觉。

● 思维的变化：思维变化的目标是帮助患者改变或者消除患者所体验的一些想法，改变夸张化、全或无的极端思维模式，过于看重自我及怀疑的想法。认知行为治疗，让患者分析自己的想法是否有实际的支撑，让患者去发现那些困扰他们的想法其实是站不住脚的，由此来解决问题。认知行为治疗的目的是增加好的想法，抛弃坏的想法。

📖 **延伸阅读**

如何进行认知行为治疗

在治疗开始前通常需要两次或两次以上的访谈，评估的过程是让患者放松、将其卷入治疗和改变的过程。根据评估中所得到的信息判断强化认知行为治疗是不是适合这个患者。如有下列情况：令人担忧的躯体状况、严重的抑郁、明显的物质滥用、严重干扰的生活事件或危机以及抵触，则需要首先处理上述问题。如果患者不存在上述问题，则可进入治疗阶段。

第一阶段

第一阶段的改变将会成为其他阶段改变的基础。治疗开始时改变的大小可以很好地预测整个治疗的效果。该阶段4周，每周2次，共8次。治疗的目的在于使患者参与到治疗和改变中来，制定患者的一个个体化的方案，提供关于治疗和疾病的教育，介绍和实施两个步骤：每周称体重和规律进食。

可以通过评估进食障碍的方式来提高患者的参与度，帮助患者参与进来、希望去做、可能改变并且鼓励患者拥有治疗的"所有权"。治疗者与患者一起，结合患者自己的经历和语言来制定计划。通常从患者希望改变的一些事情开始做起（例如暴食）。这个计划帮助患者认识到他们的行为是可以理解的，并且通过一系列相互作用的、开放的、自我延续的机制维持的。应向患者解释随着治疗的进展和对进食问题理解的增多，这个计划可能需要修订。制定计划是一个贯穿在进食问题整个治疗过程中个体化的、可视的方法。

建立实时的自我监测是对进食和其他相关行为、思想、感受和事件的即时记录。要让患者明白自我监测的原因：第一，能促进对进食问题的进一步理解并且识别进步；第二，也是更重要的一点，能让患者意识到当下正在发生什么事情，这样他们就会开始改变那些看似自动或他们控制不了的行为。建立准确记录是为了连续性地看待患者每一阶段的情况，并且讨论其记录存在的进步以及困难。

健康教育需要包含以下主要话题：进食障碍的特征，包括与其有关的躯体和心理社会影响；体重和体重的管理，包括体重指数及其解释、体重的自然波动；呕吐或使用泻药、利尿剂作为体重控制的方法是无效的；节食的副作用；可能增加暴食的可能性；饮食规则和膳食指南。

每周称一次体重，由治疗者和患者一起进行，并且将其体重记录在一个个体化的体重图表上。鼓励患者其他时间不要称体重。每周称一次体重的原因：第一，它为治疗者就体重的问题教育患者提供了一个机会，帮助患者解释表中那些他们可能曲解的数字；第二，它为患者提供在进食习惯改变时他们体重变化的准确数据；第三，最重要的一点，它解决了持续过分关注体重或回避称体重的问题。

不管是哪一类进食障碍，规律进食都是治疗成功的基础。规律进食可以解决一种重要的进食问题（延迟进食）；取代大部分的暴食发作；使人的一天结构化，而对于那些体重过低的患者推荐逐渐增量的正餐和加餐。在治疗的早期，要求患者每天吃三顿主餐并增加2次加餐，所以在两餐之间几乎不会超过4h。患者需要固定他们的主餐和加餐。他们可以任意选择吃什么，前提是没有任何催吐或滥用泻药代偿性行为。新的进食方式应该比其他的活动都要优先，但是也应该根据患者的情况来调整。应该促进患者坚持规律的进食计划，并且在主餐和加餐之间拒绝吃东西。

第二阶段

该阶段是一个重要的过渡阶段，维持2周，每周1次，共2次。在继续第一阶段治疗进程的同时，治疗者和患者一起梳理并制定进程计划，目的在于识别仍然需要解决的问题和清除潜在的障碍，必要时修订计划，设计第三阶段。如果患者做得很好，就应该受到表扬以强化他们的努力和有益的改变；如果患者做得不够好，需要理解和处理他们的解释；如果存在完美主义、低自尊和人际关系困难，就需要实行更广泛的治疗。

第三阶段

这是治疗的主体部分。目的是解决持续存在于进食障碍患者的关键问题。解决问题的机制和顺序，取决于他们在持续的精神病理信念中的角色和相对重要性。大概需要8周，每周1次，共8次会谈。

解决体形和体重的过度评价问题

解释自我评价的概念，帮助患者识别他们是怎样评价自己的。大部分患者对体形、体重过度关注并且控制进食。进食障碍患者的自我评价有三个相关的问题：第一，自我评价过分依赖于生活中某一方面的外在表现，从而导致了体形和体重之外维度问题的边缘化；第二，控制体形和体重是低自尊下面的一种逃避；第三，这种过度评价与进食障碍特征性行为（节食、暴食等）有关。可以帮助患者增加自我评价其他维度的数量和重要性。做一些进食障碍以外的生活中其他方面的事情，这些其他方面的事情就会在自我评价中变得更重要。简单地说，包括确定患者想参加的活动或生活的其他方面，并且帮助他们去做。

解决检查身体、回避身体和感觉肥胖的问题，要与提高自我评价的其他维度同时进行。

解决检查身体和回避的问题

第一步就是通过让患者自我监测来获得自身检查行为的详细信息。教育患者反复检查身体的不良影响，反复检查可能会导致信息的偏差，从而引起他们对自身感到不满。大部分患者需要实质性的、详细的帮助来抑制他们反复的身体检查，对于一成不变的关注需要注意到他们对于镜子的使用。那些不愿意看自己身体的人也需要帮助，应该鼓励他们逐渐习惯看和感受自己的身体。这可能需要很多连续的课程。

解决"感觉胖"的问题

感觉胖是治疗的一个目标，因为它会导致患者将此等同于现实的胖（不论患者实际的体形和体重如何），也会使其对身体的不满持续存在。需要患者帮助来确定让他们产生感觉胖的经验及其伴随情绪的触发点，具有代表性的是负性情绪状态（例如感觉无聊或抑郁）或提高身体意识的感觉（如感觉饱、胃胀或出汗）。然后帮助患者以感觉胖为线索来发现自己当下还有什么其他情绪，一旦认识到就直接去处理它。

探索过度评价的原因，探索患者对体形、体重和进食敏感性的起源是很有帮助的。历史的回顾可以帮助解释这个问题是怎么发展和演变的，重要的是它怎么在早期阶段发挥作用，事实上它现在可能不再发挥作用了。如果一个特殊事件在进食问题中的发展中起了重要作用，就应该帮助这个患者从有利的一面重新评估这件事情。这种回顾有助于患者远离进食障碍的心理框架。

特 别 提 示

一要解决进食规则问题

需要帮助患者认识他们过多要求和严格的进食规则会影响他们的健康，并且这是进食障碍的核心特征。因此，治疗的一个主要目标是：即使不能完全消除也要减少节食。这样做的第一步是确定患者各种不同的进食规则以及其背后的信念。然后帮助患者打破进食规则来测试谈到的信念，了解到因为害怕后果而维持进食规则（典型的是体重增加或暴食）并不是不可避免的。对于暴食的患者，关注"食物回避"（对特殊食物的回避）是很重要的，因为这是一个主要的因素。这些患者需要系统地在进食中重新引入他们回避的食物。

二要解决与进食有关的事件

在很多进食障碍的患者中，进食习惯的改变与外在事件以及他们情绪的变化有关。如果这些改变是显著的，需要直接处理触发因素。一般来讲，可以通过积极问题解决方法和情绪调节手段应用的训练来达到这一目的。

有些患者有完美主义倾向、低自尊或者有严重人际交往问题，并且这些问题与进食障碍有关。因此，在解决进食障碍问题的同时，还需要解决上述问题。

完美主义的精神病理机制与进食障碍类似。它的核心是对努力实现成就和成就本身的过度评价。有完美主义的人会在很大程度上或者只是通过努力工作、会议，或者是否达到自己看重的生活领域的标准来判断自己。如果他们合并有进食障碍，那么这些极端的标准就会被用于进食、体重和体形。这些强化进食障碍的主要方面包括节食、锻炼和检查体形。经常可以从患者的行为看出，并且会干扰治疗的重要方面，例如导致过度详细的记录和改善限制饮食的阻抗。解决完美主义的策略与解决对体形和体重过度评价的策略类似，并且这两者或许可以同时解决。

低自尊的人会长期、普遍地对自己有消极的评价。它不依赖于个人生活的实际表现（无条件的），也不继发于进食障碍。低自尊引起个体努力控制进食、体重、体形来保持自我价值的一些感觉。在介入治疗时，一般会有障碍，因为患者不认为他们需要治疗或者说他们不相信能从治疗中得到好处。如果在治疗中直接解决它，就加入到患者阶段二中的计划一起处理。这包括对患者的教育，教育的内容为低自尊在维持进食障碍和影响生活中其他困难所起的作用。帮助患者明确并且修正持续进程的认知，包括减小正性的因素和过分夸大明显的失误。对前面自我的观点通过认知重建和行为学实验重新评价，来帮助患者达到一个他们自我价值更加平衡的状态。

人际关系问题在进食障碍的患者中是很常见的，虽然一般来讲会随着进食障碍的解决而有所改善。这类问题可能包括与他人的矛盾和发展亲密关系困难。如果这些问题导致直接影响饮食的情绪问题，可以通过积极的问题解决、情绪调节和接纳来处理。然而，有些个案人际关系问题通过许多直接的和间接的程序，或干扰自身的治疗而持续在整个进食障碍中。在这种情况下，应先解决人际关系的问题。

第四阶段

这是治疗的最后一个阶段，与治疗的结束有关。重点在于维持治疗中已经取得的进步并且减少复发的可能性。每2周一次，共3次会谈。在准备结束治疗的这个阶段，患者中断自我监测，并且开始每周在家测体重。

为了最大限度地取得维持治疗进展的机会，治疗者和患者一起设计一个个性化的治疗方案，这个方案将持续至治疗结束后数月的见面（一般是大概20周以后）。这包括检查身体、回避食物或问题解决的进一步实践。此外，鼓励患者发展新的兴趣和活动。

在减小复发的可能性方面有两个重要因素。首先，患者需要对未来有切合实际的期望。期望再也不会出现进食障碍，使患者更容易复发，因为遇到很小的挫折也会引起负性反应。我们的目标就是使患者尽早识别挫折，认为这是"失误"而不是"旧病复发"，并积极使用在治疗中学习的策略解决它们。

（5）**接纳和承诺疗法**（Acceptance and Commitment Therapy，ACT） 神经性厌食患者限制饮食行为的心理机制：按照自己对事物的想法和感觉控制自己的行为，不考虑这种行为是否不负责任或者不健康。对于厌食症患者来说，生活使患者掉进一个洞里，控制饮食就是患者要把自己挖出来的一种方式，这个洞代表着各种不同的情形，不融洽的人际关系、成绩不良、他人对患者的外表消极的评价等。ACT基于CBT，并对其进行了改进。ACT教会患者停止挖掘，学会如何解放患者的双手去做其他事情。ACT的三大核心要素：接纳－选择－行动。ACT不先改变一个人的观点和想法，而是去改变人们采取的行为。这种疗法的核心在于教会人们如何平静地观察自己的想法，同时能够在特定环境下采取必要的行动。

神经性厌食症患者是饮食失控，提醒并告知患者过度节食的消极方面作用微乎其微，无数人已像厌食症患者反复诉说过。厌食症患者通常没有死的愿望，他们节食是因为控制体重对他们的生活太重要了。控制饮食和减肥，可能是患者所知道的唯一应对失控情形的方式，这种方式可能使患者在不公平的世界中获取成就感；或许它可以帮助患者建立自信。当然，在另一方面，控制饮食却使患者受苦，他们可能感到身体虚弱，无法完成他们希望完成的事情。因此ACT就提出控制本身是一个问题，而非解决方法。

延伸阅读

接纳和承诺疗法的核心

1.接纳自己： 人类生活中充满痛苦，感到苦恼是正常的，苦恼源于对自己经历的回避，更好的行动不一定必须先有良好的感受和想法，一旦行为改变，想法和感受就会跟着改变。

使用ACT时，首先鼓励患者结束同感受和想法的斗争。大脑最原始的部分包含了最基本的情绪。最原始的部分与蛇和鳄鱼等低级动物的大脑结构十分相似。你是否试过与蛇争论呢？你无法说服蛇或者鳄鱼去做事情。同样，你无法通过自言自语来尝试让自己感觉好点，从而改变你的情绪。尽管我们大脑最原始的部分（控制着我们大多数情绪反应的区域）对我们的语言和理性反应不灵敏，但是对直接经验敏感，这个反应为成功的治疗方法提供线索。成功治疗中最主要的第一步就是你愿意不再回避自己烦人的想法和感受，第二步是去经历那些你害怕但却存在的感受、想法和情景。控制饮食使患者无法去接受生活中那些无法掌控的情形，但不管患者喜欢与否，那些无法掌控的情形还是会接踵而至。

2.思想的拔河比赛：左边队伍就是你的想法，要节食，长得太胖，体重增加了，长得不好看等；右边队伍也是你的其他想法，也许我的外表没有那么糟糕，即使我讨厌自己，总有人会喜欢我。双方互相对抗，将所有的力量消耗在与彼此斗争中。节省时间和精力，投入到处理问题上。

● 接纳：是ACT的第一步，就是接纳你已有的想法，不再与那些不想有的想法进行抗争，不要试图去消除或者改变，不要依照那些想法行事，而是顺其自然。

● 选择：第二步是选择你生活的方向，你需要认清生活中的重要部分，以及你需要什么样的生活，具体说就是选择你想成为哪一种人，想参加哪一类活动。

● 行动：第三方面为实施并实现你所珍视的生活目标，最后的这一步是ACT很关键的一步，涉及如何学会朝着你的价值方向行动。

总之，ACT更注重教患者如何处理问题。

3.正念观察：帮助患者学习成为自我斗争的旁观者。在应对痛苦遭遇时，选择观察者的身份好处很大，就像给朋友建议容易，说服自己很难。帮助朋友容易是因为你以旁观者的角度看待朋友的问题。做一名旁观者，你能够退一步来看待问题，而不会纠结于自己的一些强烈的想法和感受。正念观察，指的是不尝试着改变自己的想法和感受，不去分散自己的注意力，也不去对自己的经历麻木不仁。作为一名正念观察者，你只记下自己的想法，坦然地看着自己的想法和感受来了又离去，而非想方设法改变这些想法和感受，或者紧握住它们不肯放手，又或者强迫它们离开。正念的关键在于你愿意观察以及感受自己的想法和感受，而不是努力克制、改变或者逃避。成为一名正念观察者，有利于腾出大量的时间与精力，通过正念观察，你为采取行动打开了一扇门，这样你可以追逐人生中最重要的价值。

正念观察是一种体验想法和感受的新方法，过去你是一名被动反应者，在你体会到恼人的想法和感受时，会采取多种方式去阻止这些想法或者麻痹感受。正念的例子：你走在海边，呼吸着新鲜的空气，看着海鸥在远处飞来飞去，感受到海水的咸味，存在其中，观察一切，并且允许自己体验每一点滴，这就是正念。在观察期间，思维走神的现象很普遍，接受这个正常现象。正念观察会教导患者活在当下，教会患者如何专注于现在所能做的，学会如何品味当下。专注于正念观察的人们提到，观察想法和感受没有预期的那样痛苦，正念让人进一步领悟到要去努力逃避哪一种感受，如何逃避，逃避带来的代价。在进行正念观察时你会明白所有的想法和感受，无论是悲伤的还是痛苦的，就如海洋波涛时涨时落。这样就不会臆断痛苦将永无尽头。在训练正念观察时，不要对平静抱有任何希望。尽量不要评判自己以及他人，要明白思想并不善于描述经历。亲身经历，是无法用语言完全描述的。更直接一点来讲，不愉快的经历，例如体重增加，似乎与我们想的很不一样。

思想只是语言，而语言只是声音。例如，当我们第一次说"脂肪"这个词语时，它会引发诸多感受和形象，似乎能感受到触摸脂肪的质感，或者看到乳白色牛奶般闪耀的脂肪。如果我尽量快速并重复地大声念出"脂肪"，一直持续一分钟，脂肪，脂肪，脂肪，再重复一分钟后，你就只能听到它的读音了，那么脂肪去哪儿了？似乎已经离去，你只是听到其读音，而不是脑海中显现脂肪的图像，并且伴有强烈的厌恶感，如果你学会让脂肪处于它应处于的声音位置，而不是依照你头脑的指令，你对脂肪这词的强烈回应就会消退。正面观察的精华在于将你的注意力集中在当下，并且接纳事实。

选择一个舒适安静的位置，来练习正念观察，每天练习15min。练习正念观察时，不要躺着。在正念观察以前，要花一点时间，使自己集中精力固定好身体，观察一下自己周围的环境。正念观察，包括三个练习，第一个是关注呼吸，第二个是关注思想，第三个是关注情绪。

接纳不是顺从，积极接纳意味着放弃那些你无法控制的斗争。问问自己，在已经过去的这一周里，是否一直在与厌食症这台坏掉的机器进行斗争？在你践行正念观察后，将学会情绪的力量并不一定代表情绪的真实性，这就意味着无论你的感受有多强烈，多顽固，它只是感受来了，又会消失的，你不必纠结于这些感受。

4.正念进食： 在进食时，利用自己所有的感官嗅觉、触觉、味觉、视觉以及听觉，倾听一下自己经历的想法，注意自己的情绪反应，观察自己的行为，全身心投入其中，专注的观察自己对进食的反应时，你将学会倾听自己的身体。将更加清醒地意识到自己地身体什么时候饥饿，什么时候吃饱，与自己身体所传达的信息保持一致，就可以避免饮食紊乱。同样的，在照镜子、称体重时都可以进行正念练习。

5.选择有意义的生活目标： 假如，神经性厌食已经使你偏离了有意义的生活方向，你要学会如何回归正确的生活，你有权选择自己想要的生活，对于厌食症，也无需浪费时间精力甚至生命去应付，最重要的是你可以马上开启自己的新生活，而不需要等到完全摆脱厌食症的所有病症及相关问题。让患者想象没有厌食症的日子里，他的生活会是什么样的？让他描述一下，没有厌食症的生活中他会做些什么？与周围人的关系又会如何？

价值观是大多数人生活中的重要部分，一般把价值观分为九个方面，家庭、友情、爱情、休闲、教育、职业、公民权、健康和精神。这几个方面相互重合和交叉，例如教育的价值在于帮助你寻找到一份职业，而职业也会给你提供更多结识新朋友的机会。对于价值的追求，会激发你克服治疗中所带来的痛苦，帮你重新回归正常生活时，也会发现一切付出都是值得的。厌食症患者的毅力其实令人印象深刻。她们在追求苗条的过程中，对饮食的数量要求极为苛刻。但随着我们对目标价值探讨的逐渐深入，患者的注意力也在发生改变，他们开始思考如何成为一名称职的姐姐、朋友、学生，或者其他内心期望的角色。厌食症患者最关心的一个问题是，如果放弃了节食，她或他又能做什么呢？ACT就是要让厌食症患者认识到，他们值得更好的生活。放弃节食以后，他们还有很多选择。在ACT治疗过程中，治疗师需要经常与患者探讨目标与人生价值观之间的关系，事实上两者可以被认为是治疗过程中的两个阶段。首先，患者需要明白什么样的人生价值观才是他生活中最重要的，在此基础上，治疗师鼓励患者制定具体的奋斗目标，同时要让患者意识到某一特定目标的实现，仅仅是追求有价值人生的一小步而已。治疗时，可以让患者通过询问，我为什么这样做，我为什么完成这个目标，我会达到什么水平等一系列问题，来明确目标背后的价值所在。例如对于很多大学生来说，毕业其实就是一个目标，当你拿到学位文凭时，你的目标就实现了。目标实现的背后其实隐藏着一个更需要人们思考的问题，那就是大学毕业的根本价值究竟是什么？有些人重视学习和教育，因此上大学是想获得学位，有些人则希望通过读书能带来经济上的安全感，还有一些人则是想通过上大学广交朋友。在开始思考人生价值的时候，治疗师要鼓励患者把思考的重点放在哪些是自己想做的。想做的目标，包括报名参加艺术班、养一只小狗、支持朋友等。而不想做的目标，包括不抽烟、不称体重、不批评孩子。不管什么时候，只要你写下不要做、永远不停止做、放弃做等字眼，你都是在为自己设定所谓的死人目标，因为只有死了的人才不会抽烟，不会批评自己的孩子，也不会称体重，所以请你记住，如果死人都能达到的目标，那绝不是什么好目标。

为了帮助患者明确心中所追求的人生价值，治疗时通常会采用两种方法，葬礼冥想和假想追悼词，这种方法虽然有点吓人，但是却很有用，患者可以从中清楚地看到自己想要的生活。这种方法反映了患者在别人心目中的形象，如果你的生活过得没有意义，别人给予你的评价也就不可能是你想要听到的，患者会发现，在别人的悼词里，根本不会提及体重，这也许意味着，患者现在极力追求的目标，其实根本不值得一提。

帮助患者实现有价值的生活，明确在追求有价值的生活中可能遇到的障碍，解决所面临的障碍，将有价值的人生进行到底。语言的力量是巨大的，有时候它还具有破坏性，像"是的，但是"这样的语言会束缚患者的言行举止，治疗师要教患者如何把"但是"替换成"而且"。

（6）**人际关系疗法** 人际关系疗法也是一种短程心理治疗方法。人际关系疗法的理论来源是，在神经性厌食的病因和病症持续过程中，人际关系因素扮演着重要的角色。神经性厌食患者和重要他人之间的人际关系影响着其症状的情绪和对治疗的反应。大量研究表明，人际关系问题和人际关系缺乏在神经性厌食症中扮演了重要的角色。神经性厌食患者更孤独，并且得到的社会支持更少；他们较少获得他人的支持，他们也很少把寻求支持作为应对问题的方法。神经性厌食患者更可能从他们的家庭获得对其形象体重，或饮食的批评性评论。他们承受更大的家长压力。低自尊通常先于神经性厌食症状出现，并且可能是有问题的思维模式中的一个核心内容。同样，负性的自我评价，负性情绪也先于神经性厌食症状出现。

人际关系疗法的治疗立场是温暖的、支持性的和共情的。在人际关系治疗中，治疗师是主动的，并且是患者的支持者。人际关系治疗神经性厌食的典型过程分为三个不同的阶段。第一个阶段，确定人际关系的主要问题。第二阶段对目标问题领域进行处理。第三阶段是巩固处理问题技能，并为患者将来自己进行人际关系处理做准备。

在治疗的第一个阶段，治疗师需要完成一份患者的人际交往清单，包括对患者过去和现在的亲密关系进行回顾。治疗师需要将神经性厌食症状和四种人际关系问题里的其中一种连接起来：悲伤，人际关系缺乏，人际角色冲突，角色转换。第二个阶段的治疗，治疗师需要针对发现的问题领域进行治疗。例如对于悲伤，要帮助患者找到新的活动和人际关系来代替丧失。对于角色转换，治疗师可以通过帮助患者发展新角色所需要的掌控感来重建自尊。对于人际角色冲突，治疗师协助患者确定冲突的性质，共同讨论发展其他选择来解决它。对人际关系缺乏，治疗师通过帮助患者增强现存人际关系的质量，并鼓励形成新的人际关系从而减少社会隔离。在第三个阶段，治疗师协助患者评估和巩固治疗的收获，接纳与治疗结束相关的感受，制定详细计划来保持所确定人际关系问题领域的改善，治疗师还要鼓励患者去识别症状复发的早期征兆，并确定应对计划。

（7）**团体治疗和自助小组治疗** 正如成瘾行为一样，神经性厌食症患者也是以强迫性的从事有损健康的刻板行为模式为特征。这些行为模式虽然遭到否定，但却能够满足深层的需要。团体治疗能够提供出这样一种环境，某人对进食问题的否认，会遭到患有同样问题的人的对抗和反对；而同时，有进食障碍的青少年也会在这里感受到同伴的支持和理解，因为其他人也都有自我饥饿，保持苗条，避免肥胖和维持自我控制感的需要。团体治疗还可以为青少年提供一个能想象出各种正常进食策略的头脑风暴式论坛；也可以将各种自助材料介绍到团体中来，以促进治疗过程进行。团体治疗的方式，可以提供人际间的反馈，困难应对的示范，信息传递以及通过助人和自助过程中的积极参与提升自我价值和自我控制方面的感受。团体治疗的人数和人员构成取决于团体的类型和目标。心理教育性质的团体治疗更适合人数多一点的团体，而且有不同种类的进食障碍患者组成。神经性厌食患者可能在人数较少的治疗团体中适应得更好。患者在所关心的问题方面存在同一性，有利于共创一种相互信任和理解的氛围。

（三）中医治疗方法

1.辨证治疗

（1）**肝气犯胃证**

治疗法则： 疏肝解郁，理气和胃。

处方用药： 柴胡疏肝散加减。常用药为柴胡、白芍、川芎、郁金、香附、陈皮、枳壳、佛手、甘草等。

（2）**肝郁脾虚证**

治疗法则： 疏肝解郁，健脾和胃。

处方用药： 逍遥散加减。常用药为柴胡、当归、白芍、白术、苏梗、山药、茯苓、甘草、生姜等。

（3）胃阴不足证

治疗法则：滋脾养胃，佐以助运。

处方用药：养胃增液汤加减。常用药为石斛、沙参、麦冬、乌梅、玉竹、白芍、山药、香橼、甘草等。

（4）心脾两虚证

治疗法则：益气补血，健脾养心。

处方用药：归脾汤加减。常用药为白术、茯神、黄芪、龙眼肉、酸枣仁、人参、煨木香、当归、远志、甘草等。

（5）肾精不足证

治疗法则：补肾填精。

处方用药：补肾地黄丸加减。常用药为熟地、泽泻、丹皮、山萸肉、牛膝、山药、鹿茸、茯苓、杜仲、山楂等。

2.针灸治疗

（1）**刺四缝**　常规消毒后针刺四缝穴，用于脾失健运者。

（2）**体针**　根据不同证型，选取各经穴位。多取太冲、行间、脾俞、胃俞、天枢、中脘、下脘、梁门、内关、合谷、足三里、阴陵泉、三阴交等穴位，施以补泻手法。

（3）**耳穴**　多取肝、脾、胃、肾、神门、皮质下、内分泌等耳穴，以胶布粘王不留行籽按压于穴位上。

（4）**艾灸**　用于虚证，多采用艾灸足三里、中脘、神阙等穴以补虚。

3.推拿治疗

肝郁脾虚者，可采用清肝经，运外八卦，揉板门，揉小天心，推四横纹，分腹阴阳、摩腹等。

脾气亏虚者，可采用补脾土，逆运内八卦，推三关，揉小天心，揉足三里，摩腹等。

胃阴不足者，可采用揉板门，补胃经，运八卦，分手阴阳，揉二马，揉中脘等。

肾虚者，可采用补肾水，推脾土，揉小天心，逆运内八卦，分阴阳，推上三关，揉外劳宫等。

七、家庭康复要点

当一个孩子被诊断出患有神经性厌食症，这对家长来说往往是可怕的、混乱的。怎么这种情况会发生在我们的家庭？我们的孩子会好吗？家长太容易纠缠在这些问题上以致他们也深受困扰，无法帮助自己的孩子从神经性厌食中恢复过来。那么，我们应该如何进行家庭康复治疗呢？

（一）家长如何从心理上帮助孩子

神经性厌食症患者的治疗是一个长期艰巨的过程，在这个过程中，患者父母和患者一样共同经历痛苦和挣扎，父母在饮食失调恢复中扮演着重要的角色，而如何引导孩子恢复健康饮食的过程有时也是一个巨大挑战。父母可以通过寻求帮助，提供实际支持，避免对抗，进行说服或提供情感支持，改善亲子沟通方式来影响他们的孩子。父母的正面行为与他们如何正确理解神经性厌食有关，比如他们是否将其视为饮食问题或是否认为是一种疾病，还是认为是一种心理问题。所以，为了与父母发展合作伙伴关系，临床医生和心理治疗师需要向神经性厌食症患者的父母提供正确的科学知识。康复的目标，有短期目标和长期治疗目标，家长帮助孩子配合治疗是康复的首要工作。患儿家长需要尽可能地了解有关神经性厌食症的科学知识。即使对那些多年来一直治疗他们的专业人士来说，神经性厌食症也是令人困惑的疾病。神经性厌食也被大量迷惑所包围。

1.神经性厌食症给人们的困惑

神经性厌食是一种选择，我们只是需要告诉孩子摆脱它。事实上神经性厌食症是复杂的医疗疾病，它不是一个选择问题，也不是由父母造成的。

这个时代不是很多人都有神经性厌食吗？事实上，虽然我们现在的文化是高度痴迷减肥的，但是神经性厌食症的发病率没那么高。

神经性厌食症是一种选择。事实上，神经性厌食症的病因很复杂，目前认为它是由遗传、环境因素和社会文化心理因素共同导致的一种疾病。

我需要弄清楚我们做了什么来造成我的孩子的饮食失调。事实上，来自世界各地的进食障碍组织包括美国饮食失调学会，精神病学协会根据多项研究已经明确指出父母不是引起神经性厌食症的主要原因。父母，特别是母亲传统上因为孩子的疾病而受到指责，但是最近的研究支持这种饮食失调有一个强大的生物根源。饮食失调发展对于每个受影响的人都是不同的，而且没有一位父母可以遵循的一套规则来保证可以预防孩子创新饮食失调。然而也有家庭系统中的每个人都可以做的事情，父母在创造恢复促进环境中可以起到很多作用。

神经性厌食症仅仅是节食，不是个大问题。事实上，神经性厌食症死亡率很高，20%的慢性患者会死亡。

作为一名家长，我无法帮助我的孩子恢复。事实上，很多研究发现，家长参与儿童青少年神经性厌食障碍的治疗，可以增加这些患者的恢复机会。例如一些家庭治疗，要求父母暂时控制孩子的饮食，并且对患儿的诱吐，导泻行为进行监控，直到患者恢复健康的体重和日常建立正常饮食模式。父母的关爱，可以帮助患者减轻焦虑。

2.家长需要专业人员的指导

家长们需要知道，神经性厌食症的恢复需要帮助和指导。因此父母们要及时发现神经性厌食症的迹象，说服孩子去寻求帮助，不要因为孩子拒绝治疗而延误时机。神经性厌食的很多节食行为是偷偷进行的，父母需要仔细观察。父母需要了解神经性厌食症的早期风险征兆，例如明显的体重减轻、节食、挑食、拒绝食物中的脂肪、突然开始关注营养和健康饮食，平时吃东西时感到沮丧或罪恶，花大量时间担心体形，有过度运动的强烈愿望，不愿意听别人说自己看起来不错。

父母需要理解，治疗过程中会遇到许多困难。父母可以帮助孩子提高自尊，要学会保护孩子的自尊心，让孩子意识到他们能控制生活的重要方面。父母应当鼓励孩子识别并理解自己的情绪。父母可以教孩子如何以健康的方式应对焦虑、恐惧、沮丧、抑郁，不要鼓励孩子用食物去缓解自己的情绪。父母要注意和孩子建立良好的亲子关系，沟通途径保持畅通，同时要允许孩子有一些隐私，避免形成让孩子感到羞耻的场面。父母可以给孩子示范良好的进食；鼓励孩子听从专业人员的建议；当孩子在进食时感到非常焦虑时，父母可以帮助孩子转移注意力；鼓励孩子参加社交活动，安排一些不包括食物的活动，这样患有神经性厌食症的孩子比较愿意参加；当孩子和家长分享他们的困难时，父母要保持同理心；关注孩子除了外表以外的优秀品质；设定界限，保持自己的身心健康。

与神经性厌食患者谈话是非常困难的，因此，在和孩子谈话之前需要做一些准备，如保持冷静，避免责怪，尝试角色扮演，选择一个专门的时间和合适的地方进行谈话等。在与孩子谈话时，用"我"开头，例如，我很担心你的体重，我注意到你晚饭吃得不多，我注意到你最近运动过多。用我字开头谈话可以减轻孩子的防御反应。避免使用控制性语言，如停止节食等，控制性语言常常无效。学会倾听及理解孩子的观点，必须让孩子感觉到你在倾听；在谈话过程中避免愤怒和避免责备息息相关，要记住孩子节食的动机是好的，他们想控制自己，他们想成为更受欢迎的人。

父母在帮助患有神经性厌食障碍的孩子时，要改善自己与食物和身体的关系，作为父母，有必要检查自己的身体意象，要知道有良好身体意象的人，比较容易有好的自尊。不要让孩子卷入父母自身的减肥过程中，孩子应该知道大人的减肥行为并不适合孩子。父母在帮助孩子的过程中，要照顾好自己，给孩子建立自我照顾的角色模型，要增强自己的信心，先改变自己，然后给家庭提供改变的榜样和力量。父母同时要意识到，神经性厌食患者在形成自己的进食模式之前，需要有人监督。只有家长学习了科学进食相关的知识，才能同意孩子用自己的方式合理进食。父母要了解神经性厌食的治疗，需要关注多个方面，必须对孩子的行为和情感问题进行处理，才能带来良好效果。

父母在选择治疗团队时要意识到神经性厌食障碍的治疗需要包括营养治疗、内科治疗和心理治疗。除了专业人员的治疗，父母要帮助患者选择有益的朋友，让孩子明确知道减肥并不会使其他人觉得他（她）更可爱。神经性厌食症会影响孩子生活的多个方面，包括孩子在学校的学习情况及社交和运动情况，父母需要和学校老师积极沟通，同时，父母也需要和孩子多进行沟通交流，了解孩子在学校的状况以便提供积极建议。

3.患儿应克服进食的恐惧

神经性厌食症的康复是一个长期的过程，在这个过程中患者需要理解神经性厌食和运动失衡是造成生活紊乱的重要因素，需要学会描述自己的情感，而不是用节食行为来回应；患者需要积极选择远离疾病，学会选择用可替换的危害小的方式来解决生活困扰，积极恢复体重来提高对自己和他人的信任。父母需要用心去观察孩子的点滴进步，并及时反馈。在康复过程中，父母要注意患者体重的恢复，并不等同于康复，体重恢复仅表示患者有充沛的精力去感知和体验氛围。大多数厌食症患者在体重恢复后，还是希望体重能够减轻。所以，父母要能够理解孩子康复过程中体重会有波动的情况。神经性厌食症患者的康复常常意味着患者能够克服进食的恐惧，可以面对困难问题，承认和接受悲伤和不愉快的情绪，能够积极解决问题，恢复正常的学习和人际交往。总之，父母需要积极参与神经性厌食孩子的康复过程，需要发现他们自己的力量和资源，练习如何对孩子有积极的影响，从而帮助孩子康复。如果发现了孩子有复发的迹象，一定要鼓励孩子再次按照食谱进食，父母需要和孩子一起来找出食谱的不足之处，并讨论哪些方面可以更加完善，再次积极寻求专家帮助。父母和孩子均需要意识到复发只是治疗中必经的一环，充满希望会使家庭和孩子在对抗复发中变得更加容易。

（二）家庭调护要点——食疗药膳

下面为家长介绍几种方便易学的食疗方，帮助孩子们调理身体。

萝卜玫瑰红糖水

原料：白萝卜300g，玫瑰花15g，红糖适量。

做法：将白萝卜、玫瑰花捣烂取汁，加红糖，开水冲服。

功效：疏肝健胃，消食止呕。适用于肝郁犯胃证者。

砂仁粥

原料：砂仁5g，粳米50g。

做法：先煮好粳米粥，出锅前5min加入砂仁末，搅拌均匀，空腹食用。

功效：疏肝行气，醒脾和胃。适用于厌食腹胀者。

胡萝卜炒陈皮瘦肉丝

原料：胡萝卜200g，陈皮6g，瘦猪肉100g，植物油、盐、黄酒、香葱各适量。

做法：胡萝卜切丝，瘦猪肉切丝后加入盐、黄酒拌匀腌制，陈皮泡软切丝。先将炒胡萝卜丝炒至八成熟，再将肉丝、陈皮共炒约2min，加入胡萝卜丝炒香，加水焖烧约5min，最后撒入香葱。

功效：宽胸理气。适用于肝气犯胃者佐餐。

山楂糕

原料：山楂30g，粳米150g，白糖适量。

做法：山楂、粳米打粉，加白糖及适量凉开水拌匀，均匀地抖洒在涂抹油的方盒之内，隔水武火蒸熟，取出切成小块，随时服用。

功效：健脾和胃。味道可口，适用于厌食、饮食不香者。

小米粥

原料：小米50g，大枣10枚。

做法：小米与大枣按常法，共同熬制成粥。

功效：益气生津，除烦清热。适用于脾胃阴伤者。

凉拌三片

原料：西红柿2个，胡萝卜半根，黄瓜半根，盐、醋、香油各适量。

做法：西红柿洗净去皮、去籽后切片，胡萝卜、黄瓜洗净后切片，装入盘中，再将由盐、醋、香油调制的酱料拌匀淋在三片之上即可食用。

功效：养阴益胃，健脾消食。适合胃阴不足、食欲不振者常用。

山药百合粥

原料：山药50g，百合20g，大枣10枚。

做法：将山药、百合、大枣加水同煮，待熟烂后服用。

功效：滋养胃阴。适用于胃阴不足者。

归参鳝鱼羹

原料：鳝鱼400g，当归15g，党参15g，大葱20g，鲜姜10g，盐适量。

做法：鳝鱼洗净切丝，当归、党参以纱布包裹加水共煮，煎煮约1h，捞出药包，加入葱姜、盐调味即可。

功效：补气养血。适用于心脾两虚、气血两亏者。

芡实点心

原料：芡实、莲子、山药、白扁豆各等份，白糖适量。

做法：芡实、莲子、山药、白扁豆打粉，加入白糖搅拌均匀，隔水蒸熟后切片，分次食用。

功效：补肾温脾。适用于脾肾阳虚者。

黄芪虫草鸭

原料：黄芪20g，冬虫夏草10g，肉苁蓉10g，老鸭1只，食盐少许。

做法：老鸭取出内脏，将黄芪、冬虫夏草、杜仲放入肚中，以竹签缝合，加水炖至鸭肉烂熟，加入食盐调味。

功效：温肾补脾。适用于长期饮食不下、脾肾不足者。

第二章 贪食症

一、认识贪食症

【一个贪吃女孩的故事】

女孩，16岁，高中二年级学生。因怕胖、减肥后过量进食、呕吐1年余就诊。患者1年前刚进入重点高中时，成绩不像初中时名列前茅，学习压力大，感到自卑、对自己能否学好缺乏信心，不愿与同学交流，心情越来越差，她认为是因为自己胖（当时体重62kg，身高1.65m），所以同学们不喜欢她，于是想通过减肥让自己变得苗条、漂亮、更自信。患者开始节食，不吃米饭，只吃水果、蔬菜和少量荤菜。同时增加运动量，3个月体重就下降了近10kg。渐渐地，患者想吃东西的欲望越来越强烈，有时会在家里晚餐时克制不住吃很多，把饭桌上吃不完的饭菜迅速扫光，甚至吃完还继续吃冰箱里的食物，直至吃得不能动弹。这种情况从偶尔才有发展到每周至少2次，体重回升至56kg，患者又开始担心前面的减肥努力都白费了，每次在暴食之后开始用手指抠喉咙的办法将食物吐出来，直吐到胆汁出来了才认为吐彻底了，吐不出时就用泻药，父母进行劝阻、甚至忍不住打骂均无济于事。患者吃的食物逐渐从家里的饭菜，发展至吃平时控制吃的面包、蛋糕、饼干等甜点，而且常背着家人贮备这些食物。间断性地出现贪食，有一次一顿吃了两份肯德基全家桶、巧克力两大块、奶茶500ml，吃得撑到难受，直接就吐了。患者发现呕吐能解决贪食带来的体重增加之后，几乎每顿都贪食，再呕吐，不用任何催吐的方法就能吐出来。她喜欢吃甜品、面包、牛肉干、奶茶、蛋糕、巧克力、米饭、红烧肉、烤鱼、包子。每次吃的时候很开心，吃的速度很快，吃完了难受，再吐，周而复始。后来患者出现牙痛，有龋齿，拔掉了一颗牙，同时有多个牙齿上有小洞，均与胃酸腐蚀有关。在心情差、无聊、空虚、压力大时发作更频繁，感觉每次暴食时就没有了烦恼和痛苦，但暴食完后自己又非常后悔，自责自己没有控制力，自我感觉极差，无法安心看书、做作业，学习成绩下降。因发作次数越来越频繁，已发展到几乎每晚都有的情况，父母感到非常无助，于是带患者前来就诊。患者自己也十分苦恼，希望有人能帮她摆脱目前困境，愿意配合治疗。

这个案例中的小姑娘患有了一种严重的进食障碍，如果不给予治疗会严重影响其身体健康和心理健康。

（一）西医的概念

贪食症是神经性贪食症的简称，是以反复发作性暴食及强烈控制体重的先占观念为主要特征的一类进食障碍。患者有反复发作、不可控制、冲动性地摄食欲望，及暴食行为（暴食定义为阵发性的、无法控制的、短时间内快速大量的进食），之后患者有担心发胖的恐惧心理，并伴随防止体重增加的补偿性行为及对自身体重和体形过分关注。常常采取不适当的补偿性行为，如禁食、过度运动、诱导呕吐以及滥用利尿剂或泻药、食欲抑制剂、代谢加速药物等，这些行为与其对自身体重和体形的过度和不客观评价有关。患者可因社交中断或腹痛、恶心等躯体不适终止暴食发作，常常随后伴有内疚感、抑郁或自我厌恶，这也使得贪食症比神经性厌食症患者更容易主动求助并参与到治疗中来。与神经性厌食症患者不同的是，贪食症患者体重正常或轻微超重。贪食症可与神经性厌食交替出现，两者具有相似的病理心理机制，以及性别和年龄分布特点。多数患者是神经性厌食的延续者，发病年龄较神经性厌食晚。本症并非神经系统器质性病变所致的暴食，也不是癫痫、精神分裂症等精神障碍继发的暴食。30%～80%的贪食症患者有神经性厌食史，有时可有肥胖史。

最早于1959年，美国的学者Stunkard报告在肥胖或正常体重人群中存在暴食，继之呕吐、导泻等现象，并称之为"暴食综合征"，后改称为"贪食症"。1979年，Russell首次提出使用"神经性贪食"的术语，并首先将其作为一种疾病来认识。1980年，贪食症作为进食障碍的一组综合征，首次被列入DSM-3中。1990年，Fairburn和Beglin对神经性贪食症的患者进行了全面综述，这个里程碑式的综述提出，了年轻女性神经性贪食症的患病率为1%，90%～95%的神经性贪食症患者为女性。

（二）中医对贪食症的认识

古代中医虽然没有贪食症的病名，但古籍中早有类似的记载。

《素问·气厥论篇第三十七》中有这样的描述："大肠移热于胃，善食而瘦，谓之食亦。胃移热于胆，亦曰食亦。"此中"善食而瘦"与现代贪食症的症状表现颇为相似。

明代著名医家张景岳在《类经》中阐述："大肠易移热于胃，燥热之气上行也，故善于消谷。阳明主肌肉而热烁之，则虽食亦病而瘦，所以谓之食亦""阳明胃热而移于胆，则木火合邪，不生脾土，故亦当善食而瘦。"对"食亦"的病机进行了较详细的阐述。

（三）贪食症是一种全球性疾病

贪食症是一种全球性疾病，可发生于所有人种，多见于中、上社会经济阶层。贪食症在年轻女性中多见，并多在青春期和成年初期起病。贪食症的发病年龄在青少年中常常较神经性厌食症晚，平均起病年龄通常在16～18岁。据报道在女大学生人群中，有偶发的贪食症症状（如单次的暴食和清除）的比例高达40%。在一些需要快速增减体重的特殊职业，如摔跤、柔道、举重运动员等，也较为常见。贪食症患者暴食和补偿性行为较为隐蔽，仅不到1/3的患者能与医师讨论他们的行为，故其作为一种疾病的准确患病率尚不清楚。美国精神病学会（2000年）资料显示神经性贪食症的终生患病率为1.0%～4.2%，在某些亚群体中，例如大学女生群体终生患病率可能更高，神经性贪食症的发病率随年龄阶段的不同而存在差异。

二、贪食症的具体表现有哪些

（一）神经性贪食患儿有哪些行为特征

神经性贪食是以反复发作、不可控制、冲动性地暴食，继之采用自我诱吐、使用泻剂或利尿剂、禁食、过度锻炼等方法避免体重增加为主要特征的一类疾病。特征主要为暴食清除循环。神经性贪食症主要有两大特点：一是周期性强迫进食，一次可以进大量食物，且无法控制自己的进食欲望；二是患者在进食后为了防止体重增加，常有催吐、导泻、过度运动等不良清除行为。

患者常常出现反复发作，一次进食大量食物，吃得又多又快，故称为暴食。多数人喜欢选择使用高能量的松软甜食，如蛋糕、巧克力等，并有不能控制的饮食感觉，自己明知不对却无法控制。患者往往过分关注自己的体重和体形，存在担心发胖的恐惧心理。在发作期间为避免长胖、避免体重增加常反复采用不适当的代偿行为，包括自我诱发呕吐、滥用泻药、间歇进食、使用厌食剂等。暴食与代偿行为一起出现，且长时间持续其结果可能会很危险。可能造成水电解质紊乱，常见的有低血钾、低血钠、代谢性碱中毒、代谢性酸中毒、心律失常、胃肠道损害等。有时其暴食障碍往往是从合理地尝试减肥开始，患者全神贯注于减肥及继续将身体看作是"肥胖的"，对体像的认识歪曲，继之突发暴食。多数患者伴有情绪低落。

1.贪食症的心理和行为症状

（1）**频繁的暴食发作**　暴食发作是贪食症主要的临床症状，常常在不愉快的心情下发生。每个患者发作的频率不等，轻者几天一次，严重者可达每日一次或数次。暴食发作具备以下几个特点。

①进食量为正常人的数倍。这一点常常与厌食症患者不同，厌食症患者给自己规定了极严格的少量进食计划，所以她们只要比计划多吃了一口，也会非常焦虑不安地说自己"暴食"了，这种症状被称为"主观暴食"。而贪食症患者确实摄入超大量食物，为"客观暴食"，进食量远远超过正常，患者常常是吃到难受为止。

②患者暴食发作时进食速度很快。暴食行为可为以下因素引发：情绪烦躁、人际关系不良、节食后感到饥饿或对体重、身体外形不满等。暴食可暂缓烦躁情绪，随后不久患者便对自己不满而情绪低落。暴食常与挫折感、孤独、空虚以及各种不良情绪有关，这时暴食成为患者调整情绪的一种方式。有时与有诱惑的食物有关，患者不想再痛苦地控制自己的食欲，无所顾忌地暴食。暴食前常会伴有明显的焦虑和兴奋。

③患者所食之物多为平时严格控制的"发胖"食物，如蛋糕、面食、含大量脂肪的食物等。当食物不充足时，患者便将任何可得到的食品吞下，如掉在地上的食物、食用油甚至自己的呕吐物。

④患者有强烈的失控感。在暴食发作时患者有不可抗拒的进食欲望，一旦开始暴食，患者很难自动停止，也很难被他人阻止。暴食过程常因腹部胀满、疼痛或者精疲力竭而结束。无论患者在发作后怎样痛苦自责、决心改正，也很难控制自己症状的反复发作。

⑤患者常掩饰自己的暴食行为。患者对于自己的暴食发作充满内疚、自责、羞愧、耻辱的情感，所以这种行为常常是偷偷进行的。尤其在初期，患者对自己的暴食行为感到害羞，常是秘密进行。疾病后期自控能力可能完全破坏。

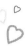

（2）**暴食后的抵消行为**　暴食行为之后患者继之以抵消行为来防止体重增加。常用的抵消行为包括：用手指抠吐或自发呕吐、过度运动、禁食、滥用泻药、灌肠剂、利尿剂、减肥药（包括食欲抑制剂、加速机体代谢的药物如甲状腺素片）等。其中，自我诱吐和滥用泻药、利尿剂等被称为清除性抵消行为，禁食和过度运动为非清除性抵消行为。当食物被清除或消耗后，又可产生暴食行为，继之再次采取各种抵消行为形成恶性循环。

（3）**对体重和体形的先占观念**　大多数贪食症患者的体重在正常范围内，也有些患者体重过低。但是他们仍然对自己的体重或体形感到不满意，关注自己的性吸引力，在意别人如何看待他们。神经性贪食和神经性厌食的区别是前者对体重、体形的目标设定不像后者那样极端。

（4）**情绪症状**　贪食症患者情绪症状的特点是情绪波动性大，易产生不良情绪，如愤怒、焦虑不安、抑郁、孤独感、冲动性症状等。

患者对发胖有强烈的恐惧感、暴食时有强烈的失控感、腹部胀满时有痛苦感、诱吐后又产生愧疚感。患者常常自责、否定自己，认为自己没有毅力。经常性的暴食——呕吐浪费了大量的时间、金钱和精力，患者感到对不起父母，辜负了长辈的期望，心理压力增加，自信心大大下降，整天郁郁寡欢，不愿与人交往。一般而言，贪食症患者较厌食症患者较少受约束，更能觉察到他们自己的感受，他们更可能表现为内省、感觉清晰，对贪食行为表现出羞耻。这些情绪影响患者的社会功能，加重暴食——催吐行为，形成恶性循环，患者情绪越来越糟，负面情绪不断积累，使他们容易罹患抑郁症，甚至采用自残、自杀方式来寻求解脱。有时神经性贪食患者的情绪症状比神经性厌食患者更突出，自伤、自杀等行为也较神经性厌食患者发生率高。

（5）**在人格方面**　贪食症患者表现为一系列特质，包括完美主义、同一性混乱、冲动调节紊乱、低自尊、内疚和羞耻。有一亚型的贪食症患者以包括进食、情感、人际间功能和性等多方面的多种冲动性或表现失调为特征，那些人格失调的患者更可能共病物质滥用障碍、自我毁灭性行为、自伤行为以及盗窃狂。

2.常见的躯体症状

贪食症的躯体障碍可表现为开始轻微或一过性症状，如疲乏、腹胀或便秘等，因为神经性贪食患者短时间内大量进食，然后采用呕吐、导泻等方法将食物排出，所以患者体重常处于正常范围或波动范围很大。贪食症患者伴随的躯体症状与神经性厌食症患者有很多相似之处，尤其是体重偏低的贪食症患者也会出现营养不良的表现，发展到慢性的甚至威胁生命的障碍，如低血钾、肾脏功能和心功能的损害等。由于贪食症患者的暴食、呕吐、导泻等行为，使得贪食症患者较厌食症患者更容易出现胃肠道损害以及电解质紊乱。疾病后期，因食管、胃肠道、心脏等并发症而有致命危险。神经性贪食常见的躯体并发症如下。

（1）消化系统

①急性胃扩张：短时间内大量进食患者会出现急性胃扩张，表现为上腹部饱胀、腹痛、恶心、消化不良，严重时上腹部可见毫无蠕动的胃轮廓，局部有压痛，叩诊呈过清音、有振水音。严重者可导致胃或食管穿孔、出血、纵隔积气或皮下气肿。血液检查可见血液浓缩、低血钾、低血氯和碱中毒。严重者可有尿素氮升高，立位腹部X线片可见左上腹巨大液平面和充满腹腔的特大胃影及左膈肌抬高。腹部B超可见胃高度扩张、胃壁变薄。

②反流性食管炎：很多患者会在暴食后呕吐，有的患者会发生自发性呕吐。呕吐患者因胃酸反流导致食管黏膜炎症，常有胃灼热、反酸、反胃、吞咽困难、胸痛、上腹部疼痛、胃胀、多涎等症状，严重者食管出血、溃疡，出现血性呕吐物，长期少量出血可出现贫血症状。反流的胃液还可侵蚀咽部、声带和气管而引起慢性咽炎、慢性声带炎和气管炎，临床称为Delahunty综合征。钡餐X线检查可见食管下端痉挛收缩，吞钡后见食管下端轻度缩窄，形态改变。胃镜检查有时可患有胃炎、食管炎、胃食管糜烂和胃食管反流等。

③食管贲门黏膜撕裂综合征（Mallory- Weiss综合征）：患者在剧烈呕吐后可导致食管、贲门撕裂，甚至出现呕血和黑便。出血量与黏膜撕裂的位置、范围和程度有关，严重者可引起休克甚至死亡。实验室检查粪隐血阳性。胃镜检查可见下端食管或贲门部黏膜纵行撕裂。

④胰腺炎：急性胰腺炎多在大量进食后突然发作，腹痛性质为持续性刀割样，腹痛以上腹部为多见，伴发热、呕吐、检查有腹部深压痛，严重者可出现肌紧张、压痛、反跳痛等腹膜刺激三联征。部分患者可能出现胰腺组织和功能的持续性损害，形成慢性胰腺炎。实验室检查血、尿淀粉酶升高。B超可用于判断有无胰腺水肿、坏死。

⑤便秘或腹泻：有的神经性贪食患者暴食后又将食物吐出，摄入食物量仍偏低，食物残渣减少，对结肠和直肠的刺激减少，因此容易出现便秘。有的贪食症患者使用泻药来抵消暴食，泻药对肠道功能的影响参见神经性厌食的相应内容。

（2）**皮肤和头面部**　用手抠喉催吐者手背被牙齿咬伤而出现瘢痕（称为Russell征）。呕吐患者更容易出现龋齿、牙齿过敏、咽痛、咽部红斑，唾液腺分泌增多、腺体肿大而表现为面颊和颈部无痛性肿胀，使患者误认为自己变得肥胖，从而更加焦虑。干呕可造成结膜充血。25%的贪食症患者可表现腮腺的良性肿大。

（3）**代谢系统**　呕吐患者由于胃酸和钾离子的大量丢失，H和Cl同时丧失，体内HCO_3^-浓度相对过高引起低钾、低氯性碱中毒。在胃液丧失的情况下，还常有失钾和血容量过低的情况，后者可促使肾小管对HCO_3^-重吸收，从而使碱中毒加剧。滥用泻药的患者易出现低钠、低镁和低磷，严重者可出现癫痫发作。

（4）**心脏系统**　由于呕吐、导泻等行为导致脱水，水、电解质失衡可诱发心脏功能异常。催吐药（如吐根）可导致心脏传导阻滞和心律失常。患者表现为衰弱、心悸、直立性眩晕、心脏传导阻滞和心律失常，甚至可能出现心肌病。

（5）**生殖系统**　神经性贪食患者体重偏低时也会出现雌激素水平降低、月经周期不规则、生殖能力下降。

3.神经性贪食患者的病程特点

神经性贪食症的病程具有慢性和易复发的特点。有关神经性贪食的自然病程或长期预后尚不明确，但是神经性贪食的转归也表现出与神经性厌食类似的特点。10年内随访研究结果总结显示70%患者痊愈，20%患者部分缓解（即症状明显减轻，已不符合诊断标准）。10%患者仍持续符合神经性贪食的诊断标准，预后差。该病的复发率较高，有研究发现治疗成功后6个月至6年内的复发率为30%~50%。所以神经性贪食患者可能需要长期治疗，以减少复发。

影响神经性贪食预后的因素有哪些呢？研究发现，治疗开始时心理社会功能较好、症状较轻或门诊治疗患者，提示其预后较好。而病前社会功能差、进食障碍症状严重、频繁呕吐、需住院治疗、伴发精神疾病或社会支持不良的患者，提示预后欠佳。从未就诊或从未被强迫就诊的社区患者，由于他们病情较轻，可能自行痊愈，预后可能更好。有证据显示，如果给予神经性贪食患者适当治疗能明显改善预后。

（二）中医如何辨识贪食症

1.肝胃郁热证案例

女孩，16岁，初三女生。3个月前她的父亲过世后，她每天精神烦闷，不断地吃东西，体重增加了近10千克，无法自控。除正餐外，不断吃各种零食，直到自己觉得食物已堵在喉咙，实在无法咽下为止。吃完了胃胀、胃痛，可是很快又会觉得饿，继续吃东西。同时还有心烦、失眠、口干舌燥、口腔溃疡和大便干等。

根据她的症状，中医辨证为肝胃郁热证，表现为胃纳亢进、多食善饥、体胖面赤等症。肝气郁结，横逆犯胃，气郁化火，胃热炽盛，胃纳亢进，则消谷善饥；胃热上乘，则齿龈肿痛，口舌生疮；热盛伤津，则烦渴喜冷饮、大便秘结、小便黄少。舌红，苔黄，脉弦，为肝胃郁热之象。

2.脾胃虚弱证案例

女孩，18岁，大学生。她以前得过神经性厌食，经过治疗体重逐渐增长，病情有了改善。现在却又出现了暴饮暴食，暴食之后有强烈的懊恼罪恶感，胃部不适，总犯恶心，常用催吐来抵制暴食导致的体重增长。暴食与禁食反复恶性循环，体重不升反降，吃的多容易饿，却越来越瘦，没力气，眼睑容易浮肿，严重的时候脚踝和小腿都会肿，便秘，小便少，月经又有两个月没来。

根据她的症状和病史，中医辨证为脾胃虚弱证，表现为多食善饥、食不知饱、食后胃脘不适、消瘦、神疲乏力等症。暴食后有懊恼罪恶感，则致肝气不舒；肝气郁结，失于疏泄，脾失健运，运化失司，则多食善饥、食不知饱，且胃脘不适；脾失运化，无以化生水谷精微，肌肉失养，则消瘦、神疲乏力；肝失疏泄，脾失健运，水液代谢失常，水性趋下，则脚踝小腿水肿；脾失健运，水谷化生乏源，血无以生，肝失所养，肝血不足，冲任失充，则月经量少，甚则闭经。舌淡，苔薄或腻，脉细，为脾胃虚弱之征。

三、贪食症是怎样形成的

神经性贪食症作为一种进食障碍，与神经性厌食症有着类似的病因和发病机制。虽然病因不明，也是生物学因素和社会–心理多种因素相互作用所形成的，在社会文化、心理因素和家庭压力下，大脑神经递质与神经调质的活性发生改变，遗传素质在其中起着一定的作用，提高患病的风险，而一旦发病，家庭因素又可能强化、维持。神经性贪食患者进食后采取自我催吐、导泻等清除行为，使怕胖的焦虑情绪暂时减轻而构成负强化，贪食反过来增加贪食症患者的呕吐等清除行为，这种恶性循环使进食障碍不断持续、迁延难愈。目前的研究主要关注遗传因素、生物学因素、环境因素、个人心理因素等。多数研究认为心理社会因素为主、生物学因素为辅。

（一）生理因素

有不少证据表明遗传因素在贪食症的发病中起一定的作用，如家系调查发现：贪食症患者一级亲属中贪食症的患病率增加；贪食症患者一级和二级亲属患抑郁症、躁狂抑郁症、进食障碍及乙醇和物质滥用问题明显增加。研究显示单卵孪生子中的同病率比双卵孪生子的同病率高。

中枢神经系统中存在单胺类神经递质代谢异常及多巴胺系统和内啡肽失调等。由于抗抑郁剂常常对贪食症患者有效，而且5-羟色胺（5-HT）与饱食有关，中枢神经递质5-HT和去甲肾上腺素（NE）被认为与贪食症发病有关，其中5-HT不足与贪食症的关系最为密切。也有学者发现，贪食症患者的内啡肽水平升高，且使用阿片受体拮抗剂纳曲酮治疗有效。

因贪食症患者的症状具有发作性且不能控制的特点，有学者认为贪食症是一种变异的精神运动性癫痫发作；另有学者发现患者的脑电图有6～14波/秒的阳性棘波，认为贪食症可能有间脑下部功能的损害。

（二）社会环境因素

社会环境因素在贪食症发病过程中起着重要作用。贪食症是一种现代病，或许可以认为是新时代的年轻女性所面临的一种困境，她们必须做出选择，即为了苗条而节食还是屈服于易得的高能量食物而至肥胖。这一困境是通过暴食、食后催吐或导泻来摆脱的。贪食症的社会文化因素与神经性厌食症一致。工业化导致社会能够生产充足的食物，并将其做快食简装处理，这种诱惑与女性苗条的审美指向之间发生了矛盾。社会的发展也导致了男女角色的改变，女性对自己体形的关注直接与个人的自尊、自我价值感有关。女性贪食症患者和那些神经性厌食症患者一样，面临着"苗条"的文化压力，越苗条就意味着越有魅力、越容易成功。贪食症患者对于自己的体形异常敏感。贪食症与厌食症这两种进食障碍的一个主要共同特点是都存在体像认知歪曲，对自己身体的各种测量指标估计过高，坚持认为自己已超重，为追求苗条的体形使自己完美，以适应社会的要求，会采取不同的方式控制体重。如果通过挨饿与发作性暴食、自我诱发呕吐或泻药滥用等方式控制体重，达到完美体形的目的，易发展为贪食症。许多贪食症患者有抑郁，并且家庭成员中抑郁增多，但通常贪食症患者的家庭较厌食症患者家庭关系更疏远、冲突更多，贪食症患者往往描述他们的父母是忽视和拒绝他们的。

（三）心理因素

研究认为贪食症的发病与心理和人格因素有关，如完美主义、自我概念损害、情感不稳定、冲动控制能力差、对发育和成熟过程适应能力较差，包括对青春期、婚姻、妊娠以及与家庭成员和父母的关系问题、遇到的性问题等。因此，贪食症可以是处理这些过程中所遇到的应激事件的一种方式。许多贪食症患者童年期曾有与照料者分离困难的经历。贪食症患者较厌食症患者更善于交际、更愤怒和更冲动，缺少和厌食症患者相当的超我控制和自我力量，他们冲动控制困难除了表现在该病特征性的暴食和清除以外，还常常表现为物质依赖和自我毁灭性的性关系。

现代社会"瘦为美"的审美趋势和目标在神经性贪食中与神经性厌食中一样起作用，在青少年女性中其影响特别明显。患者往往过分关注自己的体形，特别害怕肥胖，以至于形成暴食-恐肥-关注-诱吐-暴食的恶性循环。应激事件也是原因之一。贪食症的发生大多存有一定的诱发因素，如人际关系不佳、长期情绪烦躁抑郁，或对自己偏胖的形体感到不满，以致采取出格的节食措施，在饥饿难挨时又不加控制地转为暴食。有时暴食后暂时缓解焦躁烦闷的情绪。故一出现烦躁情绪，他们便会一头钻入食物堆中，以此来排遣恶劣情绪。这种用咀嚼食物以减缓心理压力的习惯，可能是在幼小时与父母不正常的育儿方式有关。神经性贪食症患者在信息加工和记忆等认知行为上也有明显异常，倾向于注意与食物相关的信息，易成为自动化加工。

关于神经性贪食症的认知行为模型如何？Fairburn描述了神经性贪食的认知行为模型，该模型提出：神经性贪食症的核心认知紊乱是患者倾向于主要从体重和体形的角度来评判自体，甚至将此作为唯一的评判标准。这种对体重体形的极度关注导致了极端的、僵化的特征性节食行为。这种节食以僵化的规则为特征（如我吃的必须少于1000cal；我绝对不能吃巧克力），这些僵化的规则致使饮食限制脆弱，易于被破坏。当饮食规则被违反后，这种破坏就发生了，如一个人可能会吃块巧克力。个体在情绪不良状态时，这种僵化的饮食规则特别脆弱易于被打破。因为患者具有完美主义的标准和两分类思维方式，她们会用全好-全坏的方式来解释破坏规则的这种情况。因此，患者可能会想：我现在已经打破了规则—我已经吃了一块巧克力，我已经失败了，所以我也可能吃掉所有的巧克力。在这个模式中，这样的两分类思维会导致暴食发作，伴随着控制感的丧失。这种暴食行为可在短时间内缓和负性情绪，但仍会激活和强化个体对体重体形的关注。个体继而会通过一些清除行为来减少暴食发作所带来的影响，最常见的是诱吐。然而呕吐反过来又会强化暴食行为，尤其是暴食的程度。这主要有两个原因：一是人们知道他们吃大量食物会更容易呕吐；二是个体认为如果通过清除行为去除了吃下去的东西，那么，暴食被吸收的能量就会大打折扣。

（四）中医的观点

贪食症也属于中医学认为的"七情致病"，病位在肝、脾、胃，病机变化与神经性厌食既有相似之处，又有所区别。

因七情内伤，肝失疏泄，肝气郁滞，郁而化火，郁火乘胃，肝胃郁热而致本病。肝气郁滞，故心情郁闷；肝郁化火，则心烦、失眠；胃火炽盛，则多食易饥，胃中灼痛；胃火上炎，口腔易生溃疡；热盛伤津，则口干舌燥，大便干结。

此外，过度节食，饮食不节，损伤脾胃，脾胃虚弱亦会导致本病。脾胃虚弱，饮食以自救，而见多食善饥，食不知饱；脾失运化，水谷不行，则胃脘不适；脾主四肢，脾运失司，水谷不化精微，四肢肌肉失养，则见消瘦；肝失疏泄，脾失健运，气机失调，则见周身肿胀；脾虚无以化生气血，加之土壅木郁，肝失疏泄，冲任二脉失于调养，而见月经不调，甚或停经。

四、贪食症对患儿有哪些不良影响

（一）对身体的危害

贪食症会造成一系列的后果，其中一个后果是唾液分泌显著增加，使得脸显得丰满，这正是患者所不愿意看到的，挫败的情绪使得她们往往变本加厉地采用催吐的方法来减轻体重。反复的呕吐还使得门牙内面的釉质破坏，更重要的是持续呕吐可能打乱了体液的化学平衡，包括钠和钾的平衡或体液的酸碱平衡。这种状况被称为电解液不平衡，如果不处理的话，就会造成严重的医学综合征。而且有些患者会因为反复把手伸进喉咙来刺激呕吐反射，而使得手指或手背上长出茧来。

反复贪食和呕吐会带来一些躯体并发症，暴食和呕吐会引起腹痛和胃肠问题，胰腺受压可能引发急性胰腺炎。由于呕吐，胃酸可能刺激口周皮肤，损害牙釉质，并产生蛀牙。味觉敏感性下降，更利于催吐持续。月经可能出现紊乱。大量服用泻药者可能引起血便或对泻药的依赖。反复呕吐、滥用泻药或利尿剂可能导致缺钾，产生肌无力、手足抽搐、癫痫、心律失常，甚至猝死。

（二）对心理的影响

贪食症已经不仅仅是一种不良的生活习惯，而是一种心理疾病，是个人自身无法控制的，患者开始时感到害羞，偷偷进行，会出现自卑、抑郁、焦虑的情绪，甚至有自杀的观念和行为。

（三）长期的危害

贪食症容易呈慢性化和复发性病程。贪食-清除恶性循环，长期下去对患者的身心健康都造成影响，生活质量下降社会功能受损，病期越长预后越差，甚至危及生命。

五、如何识别、诊断贪食症

神经性贪食是以反复发作、不可控制、冲动性地暴食，继之采用自我诱吐、使用泻剂或利尿剂、禁食、过度锻炼等方法避免体重增加为主要特征的一类疾病。特征主要为暴食清除循环。神经性贪食症主要有两大特点：一是周期性强迫进食，一次可以进大量食物，且无法控制自己的进食欲望；二是患者在进食后为了防止体重增加，常有催吐、导泻、过度运动等不良清除行为。

（一）诊断要点

在进行诊断时，首先要了解病史，进行体格检查及实验室检查。由于反复咀嚼和呕吐可产生腮腺肿大、龋齿等体征。呕吐严重时出现水电解质平衡失调。血中激素含量通常无明显异常。另外，心理评估也是必不可少的。如焦虑和抑郁量表（SAS、SDS、HAMA、HAMD）常显示焦虑和抑郁分值高于临界值甚至达到中重度。有强迫表现的可使用耶鲁-布朗强迫量表评估症状。明尼苏达多相个性调查表（MMPI）、艾森克人格问卷（EPQ）可用来了解患者的人格基础。以了解个性、情绪问题与进食障碍的关系为并发症或互为因果。

（二）诊断标准

诊断需依据诊断标准进行。一般可参照DSM-5的诊断标准，具体诊断标准如下。

A.反复发作的暴食。暴食发作以下列2项为特征

a.在一段固定的时间内进食（例如在任何2h内）食物量大于大多数人在相似时间段内和相似场合下的进食量

b.发作时感到无法控制进食（例如，感觉不能停止进食或控制进食品种或进食数量）

B.反复出现不适当的代偿行为以预防体重增加，如自我引吐、滥用泻药、利尿剂或其他药物、禁食或过度锻炼。

C.暴食和不恰当的代偿行为同时出现，在3个月内平均每周至少1次

D.自我评价过度地受身体的体形和体重影响

E.该障碍并非仅仅出现在神经性厌食的发作期

DSM-5根据不适当代偿行为的频率划分严重程度。轻度：每周平均1~3次；中度：每周平均4~7次；重度：每周平均8~13次；极重度：每周至少14次。

所谓贪食症，并非是普通的贪吃。作为一种进食行为的异常改变，贪食症应具有以下一些特点：患者的摄食欲望或行为常呈发作型，一旦产生了进食欲望便难以克制和抵抗，每次进食量都较大。患者担心自己发胖，故常常在进食后自行催吐，也有服用泻药或增加运动量等来消除暴食后引起的发胖的。上述的暴食现象每星期至少发作1次，且至少已连续出现3个月以上。并且经常性地过分担心自己的体形和体重。只有符合这些特点，才能诊断为贪食症。

（三）如何辨别贪食症

1.与神经性厌食的辨别

如果暴食和清除行为单单发生在神经性厌食发作期，就不能下神经性贪食症的诊断，若已明确诊断为神经性厌食，或交替出现的经常性厌食与间歇性暴食症状者，均应诊断为神经性厌食症。只有当患者的暴食和清除行为发生在体重基本在正常范围、无闭经的患者时，方诊断为神经性贪食。

2.与神经系统疾病的辨别

一些神经系统疾病或综合征，如癫痫等位性发作、中枢神经系统肿瘤、Kliver-Bucy综合征、Kleine—levin综合征（又称周期性嗜睡贪食综合征），也有发作性暴食等表现。通过病史、体检、神经系统检查和各项实验（如EEG等）功能检查，均有器质性病变基础，则不考虑神经性贪食症，而且这类患者缺乏控制体重的不恰当行为，无催吐、导泻等控制体重行为，亦无对身体外形或体重不满的表现。故与神经性贪食症易于鉴别。

3.与抑郁症的辨别

患者可出现过量饮食，但没有为减轻体重不恰当的补偿行为，如催吐、导泻等，故与神经性贪食症不同。抑郁症主要表现为情绪低落等。

4.与精神分裂症的辨别

该症患者可继发暴食行为，患者对此视之默然，无任何控制体重的行为，且有精神分裂症的其他核心症状，如幻觉、妄想等。

5.与边缘性人格障碍的辨别

边缘性人格障碍的患者有时也可出现暴食行为，但是，他们除了暴食行为以外，还有人格障碍的其他典型特征，如情绪不稳定、长期人际关系紧张不稳定、长久的空虚感等。

（四）常用评定量表介绍

1.进食障碍问卷（eating disorder inventory，EDI-1）

该量表从认知行为以及心理方面对厌食或贪食行为进行评定，是由 Garner 于1983年编制。包括8个分量表，其中对瘦的追求贪食、对身体不满意这三个分量表对有关进食、体重和身材的态度以及行为进行评定；另外五个分量表即无效感、完美主义、对他人不信任、内省、成熟恐惧评定的是与进食障碍有关的一些临床心理问题。1990年，Garmer又将EDI-1量表增加了禁欲主义、冲动调节、社交不安全感三个分量表（共27个条目），形成EDI-2量表，但后者并不如前者应用那么广泛。EDI-1量表总共有64项条目。每条目均为六级：总是、经常、时常、有时、很少、从不。有两种对这些级别的赋值方法：一种是采用6、5、4、3、2、1方法；一种是3、2、1、0、0、0，即这种方法将"有时""很少""从不"均赋值为0分。得分越高，表示问题越严重。填写该量表一般需5～10min。国内已有信效度研究。

2.进食态度测验（eating attitudes test，EAT）

进食态度测验量表比较简单，主要衡量厌食症状，不能反映厌食症或贪食症患者多维的心理生理表现，而且该量表不能将厌食症与贪食症区分开。香港地区已经有评定标准，大陆地区尚缺乏相关资料。该量表有两个版本，即EAT-26和EAT-40。EAT-26应用较广泛。填写该量表一般需5～10min。

3.进食障碍检查问卷（the questionnaire version of the eating disorders examination，EDEQ）

进食障碍检查问卷为进食障碍问卷的自评版本，沿用EDE四个分量表结构，包括饮食限制（restriction）、进食顾虑（eating concert）、体形顾虑（shape concert）及体重顾虑（weight concern），评定这四种进食相关态度的发生频率，另有6道题评定进食相关行为的发生频率。该量表将评估时间限制在28天之内。填写该量表一般需8~10min。

4.进食障碍问卷（eating disorders questionnaire，EDQ）

EDQ是 Mitchell等1985年编写的自评量表，涉及进食障碍的症状、相关症状、时间和治疗等问题。填写该量表一般需45~60min。

六、贪食症的治疗方法

（一）治疗总体原则

1.治疗目标

由于神经性贪食患者没有严重的营养不良问题，因此，治疗目标重点在于：激发并维持患者的治疗动机；恢复正常进食行为；改善心理功能（包括认知）；巩固疗效、防止复发；适应社会。

2.治疗原则

一般来说治疗上要遵循以下几条基本原则。

第一，在全面评估、彻底分析所有相关问题后再做治疗计划。

第二，治疗目标要兼顾神经性贪食症的症状和其他的心理社会问题，需要多学科专业人员密切合作，心理治疗为主，药物治疗为辅，少数病例需要采取强制性治疗。

第三，治疗应有特定的规则和灵活性以适应患者不断变化的需求，采用综合性治疗，治疗方案个体化。

第四，应获得患者及其家属的理解，知情同意，并根据需要请家长参与。

第五，保持治疗的连贯性，对治疗效果定期作出评估，至少要治疗3个月。

（二）西医治疗方法

神经性贪食症的治疗根据患儿的状况不同选择不同的治疗方案。分为门诊治疗和住院治疗，住院治疗后仍需要继续门诊治疗。神经性贪食症躯体并发症相对较少，大多可以在门诊进行治疗。治疗采用心理治疗和药物治疗相结合。门诊治疗目的在于改善心理功能、预防复发。适用于诊断明确、病程不长、病情较轻、无严重的并发症、治疗效果较好的神经性贪食症患儿。住院治疗目的在于治疗躯体并发症，纠正严重行为问题。主要治疗方法有药物治疗、心理治疗和综合治疗。

1.药物治疗

关于药物治疗在未成年神经性贪食患者中有效性的证据也很少。鉴于一些精神科药物在年幼患者中的安全性较差，心理治疗对神经性贪食又有较好的疗效，所以药物治疗不应作为未成年神经性贪食患者的首选治疗方法。如果需要使用药物治疗，则应对患者及家长进行药物的不良反应教育，并密切监测可能出现的严重不良反应。

一项对青少年神经性贪食患者的开放性研究发现，氟西汀（60mg/d）可有效减少暴食和清除行为，而且没有明显的药物不良反应。氟西汀已得到美国食品药物监督管理局（FDA）批准用于治疗未成年抑郁症患者，所以在需要使用抗抑郁药治疗未成年神经性贪食患者时，氟西汀可作为首选药物。此外，舍曲林也是少数可以安全应用于未成年患者、对神经性贪食患者有效的抗抑郁药。同未成年神经性厌食患者一样，抗抑郁药在年轻神经性贪食患者中也有增加自杀倾向的风险，所以对24岁以下患者使用抗抑郁药需警告家人可能出现的自杀倾向，并在临床上严密监测相关的迹象。

托吡酯对成年神经性贪食患者有一定疗效，虽然还没有在未成年进食障碍患者中进行有效性和安全性的系统研究，但该药物已被美国FDA批准用于治疗10岁以上的癫痫患者。因此在必要时对未成年神经性贪食患者可考虑使用该药物进行治疗。

神经性贪食的药物治疗研究比神经性厌食进展快，常用的药物有抗抑郁药、抗惊厥药等，常用的抗抑郁药有SSRIs类抗抑郁药、三环类抗抑郁药等。

抗惊厥药卡马西平和丙戊酸盐有轻微的抗贪食作用。

（1）**抗抑郁剂**　抗抑郁剂对神经性贪食只有中等程度的临床改善，单独给药时，抗抑郁剂的可接受性较低（40%左右的脱落率）。认知-行为治疗结合一种抗抑郁剂，效果比任意单独治疗疗效都好。

①5-HT再摄取抑制剂（SSRI）

氟西汀：氟西汀是美国FDA批准的用于治疗神经性贪食的药物。有研究表明，氟西汀为治疗神经性贪食的一线药物，大量证据表明了其有效性。氟西汀可以改善暴食、清除行为、改善进食态度、对体形的关注与不满、偏食等神经性贪食相关症状。然而，对于抑郁、焦虑的改善作用不明确，一些研究表明其对抑郁症状的缓解有效，另一些研究却显示没有作用。服用方法：从低剂量开始，早餐后30min服用。观察6~8周效果不明显可酌情加量，继续观察6~8周，患者症状改善后仍需巩固和维持治疗。

西酞普兰：西酞普兰可改善神经性贪食患者的清除行为，但对暴食症状无显著疗效。服用方法：从低剂量开始，早餐后30min服用，观察6~8周效果不明显可增加剂量。患者症状改善后仍需巩固和维持治疗。

氟伏沙明：氟伏沙明可缓解暴食发作的严重程度，减少暴食冲动、暴食发作和清除行为的发作频率、减少呕吐症状，而在治疗的维持阶段可以预防复发。服用方法：从低剂量开始，早餐后30min服用，观察6~8周效果不明显可增加剂量。患者症状改善后仍需巩固和维持治疗。

舍曲林：舍曲林可减少暴食和清除的频率，而且患者可接受性良好。服用方法：从低剂量开始，早餐后30min服用，观察6~8周效果不明显可增加剂量。患者症状改善后仍需巩固和维持治疗。

②5-HIT2A受体拮抗剂及5-HT再摄取抑制剂（SARIS）：较高剂量的曲唑酮可减少暴食与清除的频率及进食的恐惧感，但未发现改善患者的抑郁、焦虑情绪。服用方法：从低剂量开始观察6~8周，效果不明显可增加剂量。患者症状改善后仍需巩固和维持治疗。

③三环类抗抑郁剂（TCAs）：丙米嗪和地昔帕明均对神经性贪食有效，可显著减少BMI、每周暴食和呕吐的发作频率，改善进食态度及体形观念。但由于对心脏的不良反应，在更安全的SSRIs等新型抗抑郁剂问世后，三环类抗抑郁剂已被SSRIs等药物取代。服用方法：从低剂量开始，可酌情逐渐增量。

④其他新一代抗抑郁剂：对SSRI以外的新一代抗抑郁剂，如萘法唑酮、米氮平、文拉法新的研究还较少，作用不肯定。

（2）**抗癫痫药**

①托比酯：托比酯可减少暴食清除频率（50%～75%的患者），改善焦虑情绪、对体形的不满及求瘦心理，以及改变进食态度、改善生活质量，但对抑郁症状改善不明显。服用方法：从低剂量开始，逐渐（6～8周内）增量。

②卡马西平和丙戊酸盐：最近的资料表明，卡马西平和丙戊酸盐对神经性贪食患者伴随的精神或神经障碍治疗有效。服用方法：均从小剂量开始逐渐加药。

（3）**抗精神病药** 目前尚未发现治疗神经性贪食有确切疗效的抗精神病药物，可能因为抗精神病药物（如氯丙嗪、氯氮平、奥氮平）与体重增加及改善食欲有关，会加剧暴食发作。此外，抗精神病药物的中枢神经及自主神经系统、锥体外系等不良反应，使神经性贪食患者难以耐受。曾有一项病例报告3例神经性贪食患者，给予阿立哌唑7.5～15mg/d配合抗抑郁及抗癫痫药，经17～41个月治疗，结果阿立哌唑明显改善了暴食发作、体形观念及焦虑、抑郁、强迫观念，另外使体重逐渐恢复，社会功能得到提高。

（4）**5-HT3拮抗剂** 5-HT3拮抗剂昂丹司琼（ondansetron）具有止吐作用，可以减少暴食和清除频率，增加了正常进食的频率。尽管这种药很昂贵，但用于顽固性和重病患者是值得考虑的。服用方法：从低剂量开始，逐渐加量。

除上述药物以外，其他药物的研究更少，疗效尚不确切。尽管丁苯丙酮氨在一随机对照试验中证明有效，而引起癫痫发作的风险远超于可能的受益，因此在神经性厌食和神经性贪食的治疗中禁用。其他一些药物如芬氟拉明、碳酸锂，实验中并未发现疗效。

2.心理治疗

多数心理治疗研究发现，心理干预对神经性贪食有效，可降低暴食发作次数，改善清除症状。比较有效的治疗方法有认知行为治疗（CBT）、行为治疗（BT）、人际关系心理治疗（IPT）和动力性心理治疗，其中对CBT的研究最为深入和广泛。像过度进食者匿名会（overeaters anonymous，OA）这类支持性团体也可能支持相对健康亚组的神经性贪食患者。

（1）认知行为治疗（CBT）　CBT治疗神经性贪食的地位已经确立，它不仅能有效地改善神经性贪食患者的暴食和呕吐行为，还可改善神经性贪食患者对自己身体的不满、限制性饮食、抑郁心境、与体重或体形有关的认知歪曲、自尊和社会功能等。与其他方法相比，CBT治疗的依从性较好，脱落率较低。多数长期随访研究发现，CBT能维持或进一步改善治疗效果。

大多数CBT方法将对自身体重和体形的过度关注作为神经性贪食的核心特征。低自尊可导致对自身体重和体形过度评价，追求苗条或控制体重是为了改善自我价值。治疗的目标就是要打破"自我感觉不良—限制进食—暴食—呕吐—自我感觉不良"恶性循环，控制神经性贪食症状。另外，CBT方法认为规律进食非常重要，并采用行为技术减少贪食行为包括回避易发生暴食的各种情形、改变对问题的思维方式、教给患者预防复发的技术等，同时使用自我监测方式详细记录自己的饮食情况。

📖 延伸阅读

CBT治疗指南（《中国进食障碍防治指南（2015）》）

神经性贪食患者最主要的症状是发作性暴食及控制体重的行为（如引吐、导泻、溢用药物等），常常伴有明显的情绪症状，体重轻度减轻或正常。治疗目标分为以下几个阶段。

初期目标：建立健康的饮食规则，减少发作性贪食；减少极端减轻体重的行为，如引吐、导泻、滥用减肥药物或通便药物等。

中期目标：改善对体形、体重、自我控制能力等方面的负性认知，进一步规范巩固健康的饮食模式。

后期目标：处理其他方面的社会心理问题，改善情绪，解决现实生活中的问题，改善人际关系，巩固疗效，预防复发。

CBT的临床操作

1.治疗设置　神经性贪食的CBT通常需要20次左右的访谈，每次访谈时间为50～60min，每周1～2次，可采取个体治疗或小组治疗的形式，通常认为个体治疗的形式更优。

2.治疗过程及技术　应尽量按照进食障碍CBT操作手册或指南进行规范化治疗，这样才能对患者提供更有效的帮助。所有进食障碍的CBT在临床操作技术上都有共通性，需要根据患者的诊断、症状、病理心理的特征制定具体的、个性化的治疗计划和治疗策略，根据共性和个性，制定相关的治疗计划与步骤。

（1）收集信息，充分评估，完成治疗设置：此阶段与患者及家庭成员交流，充分收集患者的疾病信息，可借助于科学规范的评估工具协同完成访谈和评估，如半结构化的进食障碍测查访谈、自我报告、自我监测方法等。评估需要达到两个目标。

诊断性评估——收集资料，描述患者的症状，做出恰当的诊断。在此过程中，需要了解患者的各种信息，包括：一般资料如当下呈现的问题/症状、家庭背景、个人成长经历等，同时也需要了解有无并发症、共病、严重或危险的医学问题、自伤或自杀的风险、需要住院与否、是否适合进行心理治疗等多方面的信息。

个案概念化评估——用认知行为的术语对患者的症状进行初步描述，评估进食障碍患者症状发展的来龙去脉，如自动思维、核心信念、中间信念、补偿策略等，提出治疗假设。

（2）动机激发和心理教育：进食障碍的患者，尤其是神经性厌食患者，通常在就诊早期并不认可自身的疾病状态，对治疗的主动性、参与性和积极性不高，治疗依从性低。加之患者家庭成员之间的关系可能存在问题，加大了治疗阻抗。没有患者的积极参与，任何心理治疗效果都会大打折扣。为让患者尽早积极地接受治疗，需要激发患者的治疗动机。加强心理教育就是激发治疗动机的重要内容，心理教育的内容常常包括关于进食障碍和CBT两方面的知识。

①进食障碍对躯体、心理功能的影响；②关于体重的常识，BMI和正常体重的意义；③清除行为控制体重的无效性；④节食、贪食行为的相互转化；⑤患者对自身体重、体形的看法以及这些看法对症状起到的重要作用；⑥了解CBT的主要内容、形式、完成家庭作业的必要性；⑦CBT的疗效；⑧CBT的推荐书目，如自助治疗手册等。

（3）建立治疗关系：与其他所有疾病的CBT治疗一样，治疗师和进食障碍患者之间是同盟的治疗关系，强调患者在治疗关系中的积极作用，鼓励患者成为治疗的主人，积极合作的治疗关系是CBT发挥成效的开始，这样才能够完成规范进食行为、增加体重的计划，良好的治疗关系也能进一步激发患者的治疗动机。而能否建立同盟合作的治疗关系，需要治疗师的引导和努力。首先，治疗师需要遵循尊重、热情、真诚、共情、积极关注等一般性原则，能够耐心倾听患者的陈述，理解患者的感受和行为，接纳和尊重患者。其次，治疗师需要对患者加强心理教育，帮助患者了解积极参与的重要性，从而与患者之间建立起治疗联盟，共同面对疾病的挑战。进食障碍的患者与父母之间常常存在较多的冲突，与外界的人际关系也受损，所以建立良好的治疗关系能为帮助患者改善人际关系建立良好的开端，能树立患者的信心、增加对治疗的依从性。

（4）行为改变策略

①自我监测：自我监测既是重要的自我评估方法，也是进食障碍患者典型

的家庭作业之一。在访谈治疗间歇期要求患者记录饮食情况、记录问题行为发生时的情境、想法、生理反应等，增加自我控制能力。

②体重改变和规律进食：神经性厌食患者主要需要增加体重，减少饮食限制和对食物的回避，在此过程中仍需要充分加强关于低体重等方面的心理教育，激发患者改变的动机，否则很难执行饮食计划。鼓励患者每天增加一点能量，每周最好能够增加0.5kg的体重，并鼓励患者进行行为实验，以观察体重增加以后的结果，同时也可以让患者身边的家人协同完成此目标，在充分理解患者的基础上，帮助患者规范饮食、增加体重。对神经性贪食和暴食障碍患者，需让患者能够接受规律饮食的计划。对贪食、暴食行为，可以建议患者放慢进食速度，在一日三餐进食的间隔增加少许零食。对于暴食障碍患者，尚需要增加健康合理的减肥行为，如规律的健身活动等。

③暴露治疗：神经性贪食和暴食障碍患者在某个情境下难以控制自己对食物的渴望，大量进食，这些症状均可以通过暴露治疗缓解。暴露治疗时常常伴随着痛苦、焦虑的体验，需要在暴露治疗前予以心理教育，帮助患者了解治疗的必要性和效果，增加治疗动机。

包括三个方面：第一，暴露于令人恐惧的食物，可以与患者一起讨论食物的恐惧层次，并在现实中重复训练；第二，身体暴露，可以让患者通过镜子进行暴露治疗，逐步接受自己的身体；第三，暴露于暴食时吃的食物，对于贪食症患者，可以通过想象暴露或现场暴露的方式，使用多种感官聚焦在对食物的渴望上，减少冲动，增加对进食的控制力。

（5）认知重建：进食障碍患者的负性认知主要来源于以下几个方面：对体重、体形的过度评估；对自我价值、控制力、自我认同等方面的负性评价，低自尊，对自我的评价过多依赖于外形；完美主义；对人际关系的负性看法。

患者过多的对体形、体重、控制力、自我价值等的负性评价导致患者产生紊乱的行为，如贪食或暴食、清除行为（引吐、导泻、滥用药物等）。患者常常将负性的思维方式放大到生活的方方面面，在遇到生活负性事件时容易出现情绪波动，促发异常的进食行为，以此解决现实中的困难，导致症状循环往复。在此阶段的治疗中，针对负性自动思维、中间信念、核心信念可以引用CBT认知重建的各种技术，通过完成功能障碍性的思维记录表、自我监测表等来发现患者的自动思维。技术上可以运用苏格拉底式提问、垂直向下技术、成本和效益分析、优劣势比较、角色扮演、拼图等方法，建立新的理性和适应性的认知，从而发展出积极的问题解决策略和应对策略，减少问题行为的发生。

（6）复发预防，结束治疗：此阶段是在之前治疗效果的基础上不断巩固治疗成果，鼓励患者继续使用自我监测的方法在实践中运用，监测体重，理性看待此阶段可能出现的病情波动，减少对治疗效果的过高期待。鼓励患者发展新的兴趣爱好，增加其他活动项目，建立良好的人际互动关系。

（2）**人际关系心理治疗（IPT）** 与CBT方法不同，IPT并不直接关注神经性贪食的症状，而专注和矫正"有问题的人际关系"。IPT强调有问题的人际关系，而回避讨论饮食方式、限制性饮食和对体重和体形的态度。通过改变神经性贪食患者人际关系的方式，达到控制和缓解症状的目的，故IPT显效慢，需要时间长。

（3）**行为治疗（BT）** BT的治疗方式很多，据报道暴露和反应预防（exposure and response prevention，ERP）治疗对神经性贪食效果较理想。ERP治疗源自治疗强迫症的减轻焦虑模式，该模式认为，神经性贪食患者由于对体重增加极端恐惧，导致暴食后极端焦虑，而呕吐可减轻焦虑且最终实现逃脱。这种逃脱反应（escape response）一旦建立，神经性贪食患者很难克制自己进食的冲动，暴食行为越来越频繁和严重。神经性贪食患者接受ERP治疗，绝大部分症状改善甚至达显著改善。长期随访研究发现，CBT和PT优于BT，与前两种方法相比BT患者易出现复发。

（4）**精神动力性心理治疗** 虽然CBT已经成为治疗神经性贪食首选的心理治疗方法，但精神动力学治疗仍有一定作用，尤其是当限时的心理教育和CBT对神经性贪食无效时，适合采用精神动力性心理治疗。在一项设计严密的认知行为治疗与动力学治疗的对照研究中，最初，认知行为治疗组的结果较好，但在较长的随访期中，两种治疗方法在疗效上几乎相同。对神经性贪食神经性冲突的分析性治疗在解决他们的病态自我评价以及人格障碍方面十分有用。通常，严重的摄食障碍患者常伴有早期创伤的经历。这就需要治疗师在共情的同时还需要呈现"容器"的功能，具有足够的耐心和忍耐力，并通过"承受"、"理解"与"支持"将新的关系模式传递给患者。遇到有严重早年创伤的患者需要做大量的"稳定化"工作。

（5）**家庭治疗** 在神经性贪食的治疗中，以支持教育以及可能的家庭治疗为形式的家庭干预也是需要的，由于神经性贪食常常是维系家庭平衡的一部分，因此家庭治疗或是结合个别治疗的家庭干预常常是必需的。治疗师如果忽视了家庭系统，将冒着患者改善会严重威胁到其他家庭成员的风险，对这种威胁的防御反应可能包括暗中破坏贪食症患者的治疗，或在另一位家庭成员身上出现严重的功能紊乱。家庭需要贪食症患者患病，治疗师必须予以尊重，必须让父母亲感到被"抱持"和被认可，如此他们才不至于去破坏病患的治疗。

（6）**团体心理治疗** 以精神分析为取向的团体心理治疗也是一种有效的辅助治疗方法。团体心理治疗能有效地减少贪食症状，但是脱落率较高，也缺乏长期随访的数据。在一项针对暴食患者的精神分析性团体治疗和心理教育治疗的随机对照研究中，两个团体中大多数患者病情缓解，暴食发作率很低。在分析性团体治疗组中的患者，在6个月和12个月的随访中大多能够维持疗效。

3.综合治疗

神经性贪食患者一般都存在与节食、暴食、清除的循环交替饮食模式相关的营养紊乱。营养康复最初的着眼点应在于帮助患者建立一套规范的饮食计划，这有助于减少节食的发作频率及由节食引发的暴食和清除。治疗中，营养的摄取应该足够，因为大部分神经性贪食患者的体重是正常的，营养的再摄取就不再是治疗的重心了。但正常的体重（或正常的BMI）并不代表正常的身体功能，也不代表摄取的营养是合理的。另外，尽管神经性贪食患者的体重从统计学上来看在正常范围内，但很多患者的体重低于生物学上的正常点（不是患者的健康体重）。所以，为了心身的稳定还需要增加体重。很多神经性贪食患者都存在月经不规律，在已有的研究中发现，改善月经功能仍未得到系统评估。所以，即使是对于正常体重患者而言，营养咨询同样是其他治疗方法的有效辅助手段，由此减少与进食障碍相关的行为、减少对食物的限制、增加食物种类、促进有别于强迫锻炼的健康生活模式。

在临床工作中为了获得最佳疗效多采用综合性治疗措施，最常用的综合性治疗方法是心理治疗合并药物治疗。CBT单独使用或结合药物的治疗效果均优于单独采用药物治疗。两者结合治疗可促使神经性贪食患者焦虑、抑郁、对进食的先占观念和饥饿症状等的改善。药物治疗产生的不良反应可能会影响治疗依从性，具体使用时需特别注意贪食症状、脱落率问题、长期随访问题。

（三）中医治疗方法

中医治疗贪食症重在疏肝解郁，调理气机，胃和受纳，脾贵运化，腑气畅通，则诸症自解。

1.辨证治疗

（1）肝胃郁热证

治疗法则： 疏肝解郁，理气和胃。

处方用药： 柴胡疏肝散合左金丸加减。常用药为柴胡、白芍、陈皮、川芎、香附、枳壳、黄连、吴茱萸、炙甘草等。

（2）脾胃虚弱证

治疗法则： 健脾和胃，益气补虚。

处方用药： 香砂六君子汤加减。常用药为木香、砂仁、太子参、白术、茯

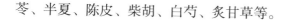

苓、半夏、陈皮、柴胡、白芍、炙甘草等。

2.针灸治疗

（1）体针　根据不同证型，选取各经穴位。实证多取太冲、行间、肝俞、脾俞、胃俞、中脘、足三里等穴位，用泻法或平补平泻法。虚证取穴内关、中脘、足三里、脾俞、胃俞、关元、建里等，用补法或平补平泻法。

（2）耳穴　取肝、脾、胃、交感、神门配十二指肠等穴，以胶布粘王不留行籽按压于穴位上。

（3）艾灸　用于虚证，取穴中脘、足三里、神阙、胃俞、脾俞等。用艾条或隔姜灸。

3.推拿治疗

肝胃郁热者，可采用推板门、清天河水、逆运八卦、揉小天心、推四横纹、分阴阳、清肺金、退六腑、点气海等手法。

脾胃虚弱者，可采用补脾土、推三关、揉小天心、分阴阳、推补肾水、揉外劳宫、揉乙窝风、逆运内八卦等手法。

七、家庭康复要点

（一）家长如何从心理上帮助孩子

1.对家庭进行评估

家庭影响着家庭成员的进食障碍，进食障碍也影响着家庭，一个个体的进食障碍会影响到患者身边的很多人。他们会表达担忧，会寻求帮助和指导，有时也会直接或间接地为他们自己寻求支持。家庭教育和（或）家庭治疗作为主要的治疗方法还是次要的治疗方法，取决于患者年龄、疾病的严重度及所处阶段、家庭参与治疗的可行性和意愿。在治疗过程中需要与家庭一起去处理常见的家庭问题。必须首先对家庭进行评估：包括互动模式；弹性；敏感度；家庭支持性

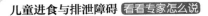
和应激；对一些任务的执行情况；家庭对疾病知识的了解程度。

2.进行家庭教育

有关进食障碍的家庭教育可以减轻家庭对难以预测和令人沮丧的问题进食行为的焦虑和反应性。家庭对进食障碍相关知识了解得越多，对他们自己的帮助就越大。

尽管进食障碍是生理、心理、家庭和社会等多种因素相互复杂作用的结果，家庭通常会发现最有帮助的是聚焦于行为的功能方面。家庭成员能够帮助他们所爱的成员发现更正性、更健康的解决问题的方法来替代进食障碍。家庭教育是家庭治疗中的一个成分。应该进行健康教育，对患者疾病产生和维持有所理解。不同的治疗阶段，家庭干预的目标侧重点不同，具体如下。

第一阶段：患者的医学稳定和安全是最优先考虑的目标。

第二阶段：结构化和互动的目标，包括帮助患者去承担与自己年龄相称的责任，鼓励家庭成员转向或开始他们自己的发展，增加恰当的代际界限和成人联盟，改善语言交流，增强表达情感的能力，以及在家庭内解决冲突等。

第三阶段：终点目标，包括巩固变化和为将来做出计划。

3.改善不和谐的家庭关系

改善不和谐的家庭关系，在家庭中不要相互连累的关系是最好的关系，家长要教育儿童学习建立和谐的人际关系，做到换位思考、平等待人、学会分享、欣赏他人、乐于付出、待人以诚、宽容待人、适度距离、学会接纳、合理预期。丰富生活，鼓励儿童参加感兴趣的活动，减轻日常生活中的精神压力，给予儿童爱与自由、增加理解沟通，控制好自己的情绪，家长要以身作则，学会与烦恼共处、保持积极心态，改变思维方式、充满正能量。改善饮食行为，嚼嚼口香糖、舔舔冰块、听听音乐，用这些休闲的方式来缓解贪食症。

4.做好饮食记录

父母可以教会儿童记录自己的饮食行为。通过饮食记录，发现自己的不足，可以记录以下情况。

（1）**贪食的内容** 从贪食的内容能确认自己的食量增加了多少，因此要记录下进食的数量。

（2）**贪食的次数、时间、原因** 稍微减少饮食的次数、时间等也是成功。为了让治疗收到效果，要把能够想到的造成自己多食的原因场景都记录下来。

（3）**呕吐、泻药** 观察饮食记录，逐渐减少呕吐次数和泻药的使用量。

（4）**饮食情况** 在何地、和谁一起吃、当时的感觉……梳理自己在吃饭时的感受也是很重要的。

要记得经常看看自己的饮食记录，通过客观地观察自己的饮食生活来发现并分析自己的问题，记录食物和当时的心情，也就自然明白了贪食的具体原因。

5.家长用正确的饮食行为做榜样

家长要帮助儿童学会管理好自己的饮食、管理好自己的情绪，不能简单粗暴地打骂孩子，以免造成伤害。培养正确的、合理的生活方式、饮食方式，让进食成为一种真正的享受和乐趣，促进儿童的身心健康发展。

（二）家庭调护要点——食疗药膳

下面为家长介绍几种方便易学的食疗方，帮助孩子们调理身体。

金橘饮

原料：金橘150g，白蔻仁15g，白糖适量。

做法：金橘加水适量，用中火烧5min，加入白蔻仁、白糖，用小火煮2min即可。分次温服。

功效：疏肝解郁，调和脾胃。适用于胃脘胀痛、胸闷不舒、食纳不香者。

玫瑰花白米粥

原料：玫瑰花瓣15g，粳米100g，陈皮末5g。

做法：粳米洗净，加水适量煮成稠粥，将玫瑰花瓣洗净，与陈皮末一同加入粥中，再煮5~10min即可服用。

功效：疏肝解郁，理气健脾。适用于肝胃气痛、恶心呕吐、消化不良者。

茉莉花粥

原料：茉莉花10g，粳米100g，白糖适量。

做法：粳米洗净，加水适量，武火煮沸后，文火熬成稠粥，粥将成时放入洗净的茉莉花，再煮沸两次，调入白糖适量即可。

功效：疏肝理气，健脾和胃。适用于肝郁气滞、胃脘不适者。

凉拌芹菜海蜇

原料：芹菜250g，海蜇皮100g，海米3g，精盐、醋各少许。

做法：将芹菜洗净切段，海蜇皮水发后切丝，分别在水中焯过。海米用水泡好，三者一起拌匀，加醋、精盐少许调味即可。

功效：清热平肝，和胃消积。适用于肝胃热盛兼有痰湿者，表现为头晕、烦热不安、大便燥结。

干姜山药饮

原料：干姜10g，山药15g，山楂肉30g，大枣5枚，白萝卜15g。

做法：将干姜、山药、山楂肉、大枣、白萝卜洗净，切片或切块，一同以武火煮沸，文火继续煎煮5~10min，取汁温服。

功效：平补开胃，健脾消食。适用于脾胃虚弱者。

砂仁肚条

原料：砂仁末5g，猪肚500g，胡椒粉、生姜、葱白、花椒、猪油、料酒、食盐各适量。

做法：砂仁烘脆磨为细末，猪肚用沸水焯透捞出，刮去内膜。另起锅加入清汤，放入猪肚，再下葱、姜、花椒共同煮熟，捞起猪肚切成肚条。取原汤500ml烧开，加入肚条、砂仁末、胡椒粉、料酒、猪油适量调味。再用湿淀粉着芡炒匀，起锅装盘即可。

功效：理气醒脾，补益中州。适用于脾胃虚弱、胃痛不舒者。

黄芪山药莲子粥

原料：黄芪15g，山药50g，莲子肉（去心）50g，粳米100g。

做法：将黄芪、山药、莲子肉、粳米洗净，共同加水，武火煮沸，继用文火熬成稠粥。

功效：健脾益胃。适用于病久脾胃虚弱者。

益脾饼

原料：白术30g，干姜6g，大枣250g，鸡内金粉15g，面粉500g。

做法：将白术、干姜以纱布包好，与大枣一同加水同煮1h，去药包，除去枣核，以文火继续加热，并把枣肉拌成枣泥，放冷后加入鸡内金细粉、面粉，加水混匀，再以常法烙成饼。

功效：益气健脾，温中消食。适用于脾胃虚弱、腹痛、脘腹胀满者。

八、如何预防贪食症

1.培养良好的进食习惯

养成一日三餐、营养均衡的饮食习惯，一日三餐一定要定时定量，避免在两餐之间吃零食或高脂、高糖食物。可以在两正餐之间加少量水果。正餐不应该以糕点、甜食取代主食，早餐要保证营养充足，午餐要吃好，晚餐要适量。当感觉饱了的时候，就停止进食，不要过饱，不可暴饮暴食，不宜饥一顿饱一顿，有规律间隔进食，可以减少饥饿感和对食物的渴望。多吃高纤维食品能帮助改善便秘，而减轻对轻泻剂的依赖。

2.做好心理健康教育

做好心理健康教育工作，普及营养学基本知识，普及贪食症的科学知识，早期发现一些警示信号，防患于未然。如发现下列情况：暴饮暴食，或者饮食无法控制，但是没有明显体重增加；节食，禁食，激烈运动，呕吐，或滥用通便剂或利尿剂；就餐之后频繁使用厕所；脖子和脸上腺体肿胀；对锻炼着迷等，均需引起重视。良好的生活方式也有助于预防贪食症，不要受体重数字的影响，不要以艺人的体形为目标，和别人一起愉快进食，不要对"吃"抱有罪恶感，拥有可以倾吐烦恼的贴心朋友，对自己要有信心，充满自信和正能量。合理饮食、远离贪食。

第三章 异食症

一、认识异食症

【一个乱吃东西男孩的故事】

男孩，6岁，幼儿园大班。因为腹痛到医院就诊，平时父母都很忙，没有时间照顾孩子，主要是爷爷奶奶照管孩子，爷爷奶奶年纪大了，没有什么文化，身体也不好，照管孩子也是力不从心，孩子长得比较瘦小，医生在进行检查时，无意中发现他的胃里藏了一个比拳头还要大的头发结石。原来，他有一个特殊的癖好，爱吃自己脱落下来的头发以及指甲，他母亲说孩子从两三岁就开始吃头发、指甲，手指甲从来就没有剪过，因为这些东西在胃肠道无法进行消化，头发和指甲最终在胃里形成了巨大的结石。医生为他取出来的结石，竟装了满满的一盆。着实让孩子的父母大吃一惊，后悔不已。

这个案例中的小男孩患有一种进食障碍——异食症，吞食了不是食物的物质，给健康带来了不利的影响，如果不给予及时治疗，会带来严重的身体健康和精神健康后果。

异食症（pica）是指发生于婴幼儿和童年期，以持续性嗜食非食物和无营养的物质为特征，且并非其他精神障碍所致的一种进食障碍。本症可见于儿童的各个年龄阶段，以5~10岁的儿童最为常见，青春期逐渐消失。患儿持续性地咬食非营养性物质，如泥土、污物、颜料、石膏、沙子、石子、头发、纸、锐利的物品、洗衣粉、香皂、树叶、草、指甲等，可导致铅中毒、肠梗阻、肠道寄生虫病等并发症。这些行为与儿童的发育水平不相当，也不符合患儿所处的文化背景。本症男孩较女孩多见，常见于2～6岁儿童。也有研究发现，农村儿童的患病率高于城市儿童，这可能与农村儿童的肠虫病较多有关。

异食是一种较为常见，但研究却相对较少的儿童行为方面的障碍。目前研究显示，婴儿将物品放入嘴中的现象非常常见，此现象随着年龄增长明显减少。一个大样本的临床调查显示，75%的12个月大的婴儿将非食品类物品放入嘴中，而到2～3岁时，只有15%的幼儿父母反映孩子存在该种情况。但关于异食症患病率的研究报道很少，曾有学者对30～33个月的儿童进行调查，发现异食症的患病率为22%。在因为意外中毒而住院的儿童中，异食症的比例为55%。无论家庭收入情况如何，3岁以后异食症患病率均明显下降。异食症还经常发生于有发育障碍的儿童之中，如孤独症或精神发育迟滞患儿中。有研究表明，在机构中的精神发育迟滞患儿中，异食症的患病率为10%～33%。还有研究发现，异食症的患病率随精神发育迟滞程度的加重而升高。在我国，尚未有异食症的流行病学调查报道。

二、异食症的具体表现有哪些

（一）异食症患儿有哪些行为特征

1.吃平常人不能吃的东西

异食行为是主要临床表现。异食症的临床特点为儿童持续食用一些通常人们认为不可作为食用的非营养性物质，如泥土、纸张、颜料、织物、昆虫、动物毛发、沙子、小卵石、污物、头发、锐利的物品、洗衣粉、香皂、树叶、草、指甲等。患儿可能同时食用多种不可作为食用的非营养性物质，也可能仅食用1或2种不可作为食用的非营养性物质。患儿所食用的非营养性物质的种类在不同年龄患儿中有所不同。一般来讲，小年龄儿童可能食用颜料、泥土、绳子、头发或布料等；大年龄儿童可能食用动物毛发、沙子、昆虫、树叶、石子等；青少年和成人可能食用泥土、污物等。一般较小的东西吃下去，较大的东西就用舌头去舔，先咬，然后吞食。也有些患儿在口中咀嚼后吐出，然后再咀嚼新的物质。症状具有顽固性和持续性的特点，不听人劝阻，躲在一边偷偷咬食，并引以为乐。

2.可并发很多疾病

异食症的并发症因吞食异物的种类不同而不同。因为食用不可食用的物质，因此可能导致患儿出现一些躯体并发症，对患儿身体造成损害，如口咽、食管和胃肠的损伤或穿孔、腹泻或便秘等。经常性异食还可导致营养不良。由于吞食的异物不同可产生不同的并发症。吞食灰泥可产生铅中毒，铅中毒是最常见的中毒反应；吞食大量污物、动物粪便等可造成肠道寄生虫病、弓形虫病；吞食黏土可造成贫血与缺锌；吞食大量淀粉，可导致缺铁性贫血；吞食头发、石头等可造成肠梗阻；吞食黏土的患儿可产生严重的高钾血症和慢性肾衰竭。总之，异食症的危害在于吞食物质的类型和数量。

3.其他伴随情况

除上述异食症状和由此导致的躯体并发症外，部分患儿可能存在发育障碍，还有部分患儿可能存在一些行为问题，如吸吮拇指和咬指甲。这些行为可能与患儿的情绪或不安全感有关，患儿通过这些行为来缓解压力、自我放松或寻求慰藉。多数患儿性格怪异，常伴有行为障碍和情绪问题。

（二）中医如何辨识异食症

1.脾失健运证案例

女孩，5岁，幼儿园中班孩子。她最近2个月以来抓食泥土，亦有食生黄豆、生玉米等物。她从小一直吃饭不太好，胃口很差，饭量很少，跟其他小朋友相比体重偏轻，形体偏瘦，面色黄，没有光泽，毛发稀疏，肚子还经常发胀，整天没有精神，不喜欢运动，脾气不好，稍有些不如意就发怒，还喜欢和小朋友抢东西，大便时干时稀。

根据她的症状和病史，中医辨证为脾失健运证，除了喜欢吃泥土、生黄豆、生玉米以外，主要表现为脾失健运的症状。脾主运化水谷，进食的食物需要得到脾的运化才能发挥营养作用，如果脾的运化功能不足，就会出现不思饮食，食欲差，食量少；脾运化失职，食物的营养不能被吸收，就会出现面色没有光泽，体重轻，没有精神；或者能正常进食，但是脾运化不足，稍微进食多一点肚子就会发胀；再者中医五行认为木克土，脾土虚弱则肝木易亢，肝与人的情志关系密切，肝亢就容易发脾气、急躁。舌质淡，苔薄腻，脉细有力，为脾失健运之征。

2.脾虚夹积证案例

男孩，7岁，刚上小学。学校老师发现他上课时总是喜欢啃食橡皮，制止后仍然不改，有时候啃食书本，还抢其他小朋友的东西吃，形体却消瘦，面色青黄无华，毛发稀疏结穗，经常腹胀，嗳气，精神烦躁，入睡困难，易惊醒，醒后哭闹不安，白天疲乏无力，平素喜食肉食，不吃蔬菜，还总是吵着饿，大便干结如羊屎。

根据他的症状和病史，中医辨证为脾虚夹积证，此证属于虚实夹杂证，既有虚证又有实证的表现。本例患儿喜食橡皮、书本等异物，同时伴有脾胃虚弱的症状。脾虚气血津液化生乏源，四肢肌肉得不到荣养，导致面色青黄无华、形体明显消瘦、毛发稀疏结穗，平素易疲乏；脾气虚弱，运化功能失职，又喜进食肉类不易消化之品，导致积滞内停、壅塞气机，症见脘腹胀满，嗳气，进食多但是肢体纤细；积滞内停、气机不畅，还会引起情绪的变化，精神烦躁、睡眠不安等。舌质淡，苔薄白腻，脉沉细，为脾虚夹积之征。

3.气血虚弱证案例

男孩，7岁，小学一年级学生。他1年前精神受到刺激后出现嗜食卫生纸、书、报纸等，几乎不进食，如果所欲不遂，就会大发脾气，父母带他看过心理医生、精神科医生，但是他非常反感，现在几乎不进食，只能每隔一段时间去医院静脉点滴营养液体。形体极度消瘦，皮肤干瘪，毛发干枯，面色、嘴唇发白，精神不振，表情淡漠，不喜说话，经常诉腹痛，夜寐不安，睡眠不实，睡时磨牙，大便稀不成形。

综合以上，中医四诊合参，辨证属脾胃虚弱日久导致气血虚弱、津液亏耗的虚证。长期异食纸品，损伤脾胃功能，脾胃功能虚弱，又长期不正常进食，生化乏源，导致气血亏耗，四肢百骸及脏腑失去濡养，形成一种恶性循环，不思饮食、身体瘦削、面色无华等属于异食症比较严重的证型。舌质淡，苔无或花剥苔，脉细弱，为气血虚弱之征。

三、异食症是怎样形成的

异食症的病因目前尚不明确，可能涉及多个领域，包括躯体因素、家庭因素、社会经济因素、文化因素等。营养学研究认为，异食症患儿体内缺乏某种营养物质，试图从非营养物质中摄取，如有学者认为异食症与铁缺乏有关。也有理论认为，异食行为是发育延迟幼儿的一种现象，患儿将嘴作为感知器官去感触外部世界，是行为发育不成熟的表现，多见于社会功能缺陷和精神发育迟滞儿童。也有学者认为，异食症与社会心理因素如物质剥夺、父母分离、家庭破裂、父母对儿童忽视等有关。总之，可归纳为生物学因素、社会心理因素。

（一）西医的观点

1. 生理因素

有人认为患儿体内缺乏某种特殊的营养物质，以致企图从非营养性物质中摄取。实验室研究已经显示，铁的缺乏和低钙饮食可诱发小鼠异食症。一些临床研究也证实了缺铁和异食症之间的关系。但是也有个案报道，异食症患儿血清铁正常，而且存在缺铁的异食症患儿血清铁恢复正常后，异食症症状依然存在。还有双盲对照研究显示，肌内注射铁剂对患儿的异食症状并无明显改善作用。因此铁的缺乏可能只是部分异食症患儿症状产生的原因。

除铁的缺乏外，还有研究表明锌的缺乏与异食症有关。在我国对异食症病因的初步探讨，主要涉及微量元素锌和硒。曾有报道异食组儿童锌缺乏的比例（74.36%）明显高于正常对照组（46%），而且经过葡萄糖酸锌口服治疗后，89.66%的患儿异食症症状得到改善。其他研究也得到类似结果。提示由于缺锌，患儿含锌的唾液蛋白——味觉素分泌减少，从而导致患儿味觉的紊乱，出现异食症症状。宋奇英等（1995）还报道了3例异食症患儿，因硒缺乏而进行补硒治疗，异食症症状得到明显改善。还有报道镰状细胞贫血的患儿存在异食症症状。

有学者探讨了异食症和强迫障碍及冲动控制障碍之间的关系，如：Durugundogar（2003）报道了3例异食症患儿及成人，经SSRIs治疗获得较好疗效，因此提出异食症可能是强迫谱系障碍的一种表现。也有调查发现，异食症患儿的母亲本身也存在异食问题，似乎有遗传倾向。

2.社会心理因素

有研究显示异食症患儿有更多吸吮拇指和咬指甲现象，与父母分离、更换照料者更多。因此，提示这些患儿可能存在焦虑和不安全感，而异食行为是本能地寻求慰藉和由于安全感缺乏而自我防御的一种歪曲形式。也有理论认为，异食行为是发育延迟幼儿的一种现象，患儿将嘴作为感知器官去感触外部世界，是行为发育不成熟的表现。还有研究显示，母爱剥夺、儿童被忽视和虐待、亲子关系不良、瓦解性的家庭结构与异食症明显相关。因此，提示家庭环境因素与异食症症状的发生有关。

还有研究提示，某些患者的异食症行为与文化因素密切相关。如：在东非，妇女在妊娠前后会吃土，因为她们相信土壤中有一种魔力能够保佑他们的后代。在秘鲁和玻利维亚，还有一些吃土的部落，他们相信吃土能够消除食物中毒素对健康可能产生的不利影响。此外，在一些发展中国家，泥土还被作为胃的保护剂，在食用可能有毒的鱼或其他生物之前食用。

基于以上研究，有学者提出了异食症的多因子病因模型，即：异食症是由多种因素，包括躯体因素、发育因素、家庭及社会心理学因素（如较多的物质剥夺、父母对儿童的忽视、父母分离、破裂家庭、离异家庭给孩子的不适当养育和监护）、文化因素（如接受异食行为的文化传统）、社会经济因素（贫穷）等单独或共同作用导致的。

（二）中医的观点

人的心理活动，中医学中统称为情志，西医所谓的心理疾病，中医学统称为情志致病。情志过用或失控容易导致疾病，是心理性疾病发生的最重要的致病因素。情志，是七情和五志的合称。七情是喜、怒、忧、思、悲、恐、惊七种情绪的总称。五志，是怒、喜、思、忧、恐五种志意的总称。《黄帝内经》将其分属于五脏：心在志为喜，肝在志为怒，脾在志为思，肺在志为忧，肾在志为恐。《素问·举痛论》特别指出："怒则气上""喜则气缓""悲则气消""恐则气下""惊则气乱""思则气结"。《素问·阴阳应象大论》更加明确地说："怒伤肝""喜伤心""思伤脾""忧伤肺""恐伤肾"。总之，情志与五脏关系密切。

中医学认为异食症的发生与肝、脾关系最密切，情志疾病的主要病机特点就是气机升降变化失常。

"情志畅于肝"：肝主疏泄，性喜条达而恶抑郁，其在志为怒，促进情志的舒畅和气血的运行。中医学认为肝是气机升降之枢纽，因此，肝是人体应激机制的调节中心，即情志调控的中心。肝失条达则情志抑郁不畅，易生郁怒，肝疏泄太过，则情志失于调节，易生大怒，所以怒是临床最多见的致病情志，肝对情志调畅作用非常重要。

"情志调于脾"：脾胃位居五脏之中央，为中土之脏，运化水谷精微生化气血，输布四旁，具有调节七情五志的作用，保证情志活动的适度表达。脾其志在思，思具有认知的含义，对其他情志有一定的调节作用，也就是说七情致病中，脾主思是最为关键的一个中心环节。中焦化生之气血，是情志功能活动的物质基础；中焦脾胃的升降斡旋，对于情志之气的正常运行是一个重要的保证。脾胃因主纳化水谷精微为气血生化之源、五脏六腑之海，为情志产生提供物质基础，故脾胃与情志活动密切相关。又脾为至阴之脏，承将尽之阳气，启将生之阴气，有承阳启阴、转输往复之功，在协调五脏功能以保证正常情志活动中起着重要的转枢作用。

按照五行学说相克规律，脾属土，肝属木，木克土，若脾土虚弱，则易被肝木相乘，导致脾土更弱，肝木更旺，所以异食症儿童脾气往往比较差，急躁易怒，脾土日益虚弱，导致不思饮食，脾生化乏源，气血津液不能荣养四肢百骸及五脏六腑、毛发等，导致身体瘦削、面色无华、指甲苍白。

四、异食症对患儿有哪些不良影响

（一）对身体的危害

异食症的危险不仅在于其行为本身，而且在于儿童吃下去这些非食物的东西以后对身体的危害，可引起多种疾病，如寄生虫病、舌炎、口腔炎、肠梗阻、贫血、缺锌、铅中毒、肠道寄生虫等。患儿一般比较消瘦，经常性异食还可导致营养不良，影响生长发育等。

（二）对心理的影响

多数患儿性格怪异，常伴有其他的行为障碍和情绪障碍。

（三）长期危害

异食症症状具有顽固性和持续性的特点，虽然阻止，仍喜欢偷偷咬食，长期以往，会对儿童身心健康带来危害。对于并发严重躯体疾病者，如不及时治疗，可因躯体疾病而死亡。

五、如何识别、诊断异食症

（一）异食症的诊断要点

当儿童出现以下情况：进食不可作为食物的物品（如泥土、肥皂等）；症状每周至少2次，至少已有1个月；实际年龄和智龄在2岁以上；排除其他精神病或智力障碍所致，且这种进食行为并不符合当地习惯或传统，则需考虑异食症的诊断。

诊断依据详细的病史及精神检查。18～24个月以下的儿童，咬或者偶尔吃非食用类物品是比较常见的。只有这种情况持续存在，并且与发育水平不相当时，才能够诊断为异食症。

异食症可独立存在，也可能发生于其他精神障碍的病程之中，此时只要症状严重，足以引起独立的临床关注，即可诊断。

在诊断异食的同时，应注意患儿是否存在其他精神障碍（如精神发育迟滞、孤独症谱系障碍等），如存在也应做出相应的诊断。同时，还应对患儿的躯体情况进行相应的检查，以确定患儿是否存在与异食症相关的躯体疾病（如缺铁）或躯体并发症（如铅中毒等），如存在也应做出相应的诊断。

（二）异食症的诊断标准

DSM-5中相关的诊断标准如下。

A. 持续进食非营养性、非食用性的物质，至少1个月。

B. 进食非营养性、非食用性的物质与个体的发育水平不相符。

C. 这样进食行为并非文化支持的或正常社会实践的一部分。

D. 如果进食行为出现在其他精神障碍（例如，智力障碍【智力发育障碍】、孤独症【自闭症】谱系障碍、精神分裂症）或躯体疾病（包括怀孕）的背景下，则它要严重到需要额外的临床关注，才做出异食症的诊断。

（三）如何辨别异食症

1.与精神分裂症的辨别

可有行为紊乱，乱吃非食物的东西，但有其核心的症状：幻觉、妄想等。

2.与器质性精神障碍的辨别

有器质性疾病的基础，有意识障碍和（或）智力、人格障碍。在此基础上出现乱吃东西，多为一过性的，并非持续性的病程。

3.与孤独症的辨别

可能因为认知能力受限或感知觉异常，乱吃非食物的物品。但是，孤独谱系障碍患儿主要表现社会交往与交流障碍，行为方式刻板、兴趣狭窄。

4.与重度精神发育迟滞的辨别

除了异食症状外，患儿的整个语言及运动功能均发育迟缓，智商低。

5.与钩虫病的辨别

除了异食症状外，患儿有贫血、腹痛等其他钩虫病的征象。大便中可找到钩虫卵，驱虫治疗后，体质改善，异食等症状消失。

六、异食症的治疗方法

（一）治疗总体原则

异食症的治疗应强调综合治疗。在进行治疗之前，应首先充分了解患儿的病史，了解与患儿症状发生有关的可能因素，对患儿的症状进行详细观察，对患儿、看护人以及环境进行综合性评估。之后制定出一个个体化的治疗方案，根据治疗方案对患儿进行治疗。

（二）西医治疗方法

目前对异食症尚缺乏特异性的治疗措施，常用的治疗方法有：一般性治疗、病因治疗、心理治疗、营养治疗和并发症治疗等。

1.一般性治疗

包括改善环境、对父母和患儿进行指导、教育和训练，了解科学、适当的进食方式，矫正异常的饮食行为。加强饮食照顾、烹饪营养可口的食物，改变不良的进食方式和习惯。

2.病因治疗

根据异食症的病因进行对因治疗。如根据异食症与铁缺乏有关的理论，给予补铁治疗。有些患儿缺锌，可给予补锌。家长应在医生的指导下给孩子进行补充。肠虫症也可能与异食症行为有关，因此积极治疗这些躯体疾病对缓解异食症状可能有所帮助。

3.心理治疗

（1）**行为治疗**　行为治疗技术治疗异食症有效。行为矫正治疗是异食癖的重要治疗方法，可运用行为治疗的原理帮助患儿减少异食癖症状。可以选用奖励和惩罚的措施，对患儿的积极行为给予奖励，进行正性的强化治疗。厌恶治疗主要有如酸味剂、苦味剂、催吐等方法，治疗效果较为理想。如可运用矫枉过正（矫正过度）法减少患儿的异食癖行为，即当发现患儿食用非食品类物质时，让患儿立即吐出，并扔进垃圾桶。然后，刷牙5~10min，洗手、洗脸（当患儿食用粪便时，清洗会阴部），倒垃圾桶，打扫垃圾桶周围的卫生，这个过程持续10~30min，必要时予以辅助。还可运用正性强化法、代币制来帮助患儿建立不食用非食用类物质的良好行为，或运用差别强化法强化患儿嚼口香糖、喝饮料、吃点心、参加活动等所有与异食行为不相容的症状，同时用反应代价或隔离法减少患儿的异食行为，如患儿出现异食症行为时，不仅让患儿吐出，还取消一次参与喜欢活动的资格或将患儿短暂隔离。

（2）**其他方式的心理治疗**　因社会心理因素、家庭因素与患儿症状的出现可能相关，因此，根据患儿及其家庭的具体需要，予以支持性心理治疗、精神动力学治疗、家庭治疗等非常重要。通过心理治疗，消除社会心理因素、家庭因素等对患儿的负性影响，建立父母和孩子之间和谐的交流关系，改善患儿症状。

4.营养治疗

加强营养支持治疗，改善营养不良。

5.药物治疗

有学者提出异食癖可能是强迫谱系障碍的一部分，有个案报道SSRIs（如氟西汀）可有效治疗异食。因此，对于年龄较大的或治疗较困难的患儿，必要时可试用SSRIs予以治疗。

6.合并症的治疗

如果患儿存在异食症导致的躯体合并症，尤其是存在严重的躯体合并症时，也应及时予以治疗，需根据不同的并发症选择相应的具体治疗方法。如果患儿存在其他精神障碍，如情绪紊乱、精神发育迟滞、精神分裂症等，应予以相应的治疗。

7.其他

除上述方法外，应注意患儿所食用的非食用类物质的感觉特性，如有可能，用质地、色泽、味道相似的可食用物品进行替代。

异食症通常被认为是一个自限性疾病，一般预后较好，患儿随年龄的增长，异食行为逐渐消失，但少数患儿症状可能持续到青春期，偶尔也会持续到成年。

（三）中医治疗方法

1. 辨证治疗

（1）**脾失健运证**

治疗法则：健脾助运。

处方用药：资生健脾丸加减。常用药为党参、炒白术、茯苓、山药、薏苡仁、砂仁、苍术、炒麦芽、焦山楂、焦神曲等。

（2）**脾虚夹积证**

治疗法则：消积健脾。

处方用药：肥儿丸加减。常用药为党参、炒白术、茯苓、焦山楂、焦神曲、鸡内金、炒谷芽、木香、枳实、胡黄连、天花粉等。

（3）**气血虚弱证**

治疗法则：补益气血。

处方用药：八珍汤加减。常用药为党参或太子参、炙黄芪、炒白术、茯苓、甘草、熟地黄、山药、扁豆、砂仁、天花粉、当归等。

也可服用健脾八珍糕，每次3～4块，每天2次，开水化开服用，也可以直接食用。

2. 针灸治疗

（1）**刺四缝法**　四缝穴定位在第二～五指掌侧，近端指关节的中央，一手四穴。常规消毒后，用三棱针迅速点刺，挤出少量黏液或血液，用消毒棉球擦拭压迫止血，1周2次。所有证型均可使用此法。

（2）**体针**　取穴足三里、三阴交、合谷、曲池、中脘、脾俞、肾俞、关元、天枢。中等刺激，点刺不留针，或者按照儿童的接受程度留针5～15min，1日1次，或者隔日1次，7天为1个疗程。

（3）**艾灸法**　取穴足三里、神阙、三阴交。可使用艾灸盒，需要儿童配合，注意艾灸的时间和热度，以温热为度，谨防烫伤。

3.推拿治疗

（1）*脾失健运证*　补脾经，补肾经，运八卦，揉板门、足三里，顺时针摩腹。每日1次。

（2）*脾虚夹积证*　补脾经，清胃经、心经、肝经，捣小天心，分手阴阳、腹阴阳。每日1次。

（3）*气血虚弱证*　补脾经、肾经，运八卦，按揉天枢、中脘、足三里，逆时针摩腹。每日1次。

4.捏脊疗法

操作分为二指法和三指法。二指法：手握空拳状，拇指指腹与屈曲的食指桡侧部对合，挟持肌肤，拇指在前，食指在后，然后拇指向后捻动，食指向前推动，边捏边向项枕部推移。三指法：用拇指指腹与食指、中指指腹对合，挟持肌肤，拇指在后，食指、中指在前，然后食指、中指向后捻动，拇指向前推动，边捏边向颈枕部推移。

操作由下向上，从龟尾穴至颈部大椎穴，一般3~6遍，以皮肤微微发红为度。每捏3次提一下，称"捏三提一法"，每捏5次提一下，称"捏五提一法"，也可以单捏不提。

以上所有证型均可使用此法。

七、家庭康复要点

（一）家长如何从心理上帮助孩子

平时要多关心孩子，加强对孩子的管教和行为管理，生活上多一点关怀和照料，鼓励孩子以恰当的方式表达自己的需求。需要家长经常注意儿童身心健康所需的基本条件，如提供全面营养。给孩子多讲授一些科学知识，养成良好饮食习惯，不偏食、不挑食。注意个人卫生，饭前便后必须洗手，不咬指甲，不吃脏东西和不能吃的非食物性物品。定期给孩子做健康检查。

家长每天下班后要有足够的时间和儿童亲昵、玩耍，以满足他们情感及心理上的需求，家庭氛围要轻松愉快，以免他们向不正常的方面去寻求刺激和安慰。对严重病例，要带他们去看心理医生，服用适量改善情绪的药物。

因异食的治疗与家长对待患儿症状的态度及与医师治疗的配合程度密切相关，因此首先对家长进行教育非常重要。通过父母教育，帮助家长了解异食的症状特点、可能产生的原因、可能对患儿造成的长短期危害、治疗方法等，从而使家长能够用正确的态度对待患儿的症状，用正确的方法帮助患儿，并且与医师很好配合。不能用简单粗暴、打骂孩子的方式去处理问题，以免给孩子带来心理阴影。

（二）家庭调护要点——食疗药膳

1.脾失健运证药膳

山楂糕

原料： 山楂30g，粳米100g，白糖适量。

做法： 山楂洗净去核，捣烂，与粳米、白糖混合均匀，做成糕状，上笼蒸熟，食用。

功效： 健脾助运，消食化积，山楂善消肉食积，适用于脾失健运者。

白萝卜炖猪排骨

原料： 白萝卜500g，猪排骨250g，精盐、葱各适量。

做法： 白萝卜、排骨分别洗净切块，同放入砂锅炖煮熟，食用。

功效： 健脾助运，理气消食，白萝卜有理气消积之效，适用于脾失健运者。

粳米山楂粥

原料：干山药30g，鸡内金10g，山楂10g，粳米150g，白糖适量。

做法：以上食材分别洗净，放入砂锅内，共煮粥服用。

功效：山药健脾益气，鸡内金、山楂消食化积，适用于脾失健运者。

2.脾虚夹积证药膳

内金粉粥

原料：鸡内金6个，干橘皮8g，砂仁2g，粳米50g。

做法：将前3种药研末备用，粳米加入适量水共煮粥，粥成加入药粉，加白糖适量服食。

功效：健脾理气，助运消积，适用于脾虚夹积者。

消食散

原料：炒谷芽、焦山楂、炒麦芽、鸡内金各30g。

做法：将以上药物共研为细末。每服1～2g，用水冲服或者放入胶囊中服用。

功效：消食化积，炒谷芽、焦山楂、炒麦芽俗称"焦三仙"，善消一切食积，适用于脾虚夹积者。

消食健脾粥

原料：莲子15g，山药15g，芡实15g，焦神曲15g，炒麦芽15g，白扁豆15g，焦山楂15g，粳米200g，白糖适量。

做法：以上共放入砂锅内，加水适量，共煮粥，粥成加入白糖适量食用。

功效：健脾助运，消食化积，适用于脾虚夹积者。

蜜饯山楂

原料： 生山楂500g，蜂蜜250g。

做法： 山楂洗净去核，加入蜂蜜充分混匀，放入微波炉加热，放入保鲜盒内，每次食用5枚左右。

功效： 消食化积，适用于脾虚夹积者。

3.气血虚弱证药膳

山药扁豆粥

原料： 鲜山药去皮切片30g，白扁豆15g，粳米30g。

做法： 以上共放入锅内，加水适量，共煮粥食用。

功效： 益气健脾，适用于日久脾虚、气血不足证。

健脾糕

原料： 茯苓、芡实、莲子肉、山药、党参各300g，糯米粉1500g，粳米粉3000g，白糖500g。

做法： 以上打粉加水调匀，蒸熟后切成条糕，每日食数条。

功效： 健脾益气，适用于日久气血亏虚者。

归参鳝鱼羹

原料： 鳝鱼300g，当归15g，党参15g，大葱25g，鲜姜15g，食盐适量。

做法： 先将当归、党参放入适量水中煮沸15min，再将洗净切段的鳝鱼与葱姜一同放入砂锅内，共煮成汤，加入适量食盐，喝汤食鱼肉。

功效： 益气补血，适用于病程日久、气血亏虚者。

山药汤圆

原料：山药150g，糯米粉300g，白糖150g，桂花适量。

做法：山药蒸熟后去皮，加入白糖、桂花卤，拌匀成泥，糯米粉加水揉成团，分成若干小粉团，包裹山药泥做成汤圆，煮熟食用。

功效：山药可以补虚羸，益气补中，可长期食用，适用于气血亏虚者。

八、如何预防异食症

异食症通常起病在儿童时期，常常与社会心理因素有关，因此，在日常生活中要关心儿童的心理变化，加强与儿童的交流与沟通。平时，多陪伴孩子，保持良好的心情。

异食症还与营养缺乏有关。因此，家长要从小关注儿童的饮食情况，建立良好的饮食习惯，防患于未然。在婴幼儿期及时补充所需营养成分，若有贫血，及时进行贫血的矫正，补锌补铁，平衡膳食，保证充足的营养供给，给予多样化的饮食，培养良好的卫生习惯和进食习惯。注意个人卫生和饮食卫生，勤洗手，养成饭前便后洗手的好习惯，避免肠道寄生虫感染。若有寄生虫感染的儿童要及时驱虫，对于幼儿，可以定期驱虫（大约半年一次）。

一旦发现儿童进食非食物类物品，要及时制止，矫正不良习惯。但是，要注意方式方法，千万不要打骂孩子、恐吓孩子。对于年龄小的儿童，认知能力受限，对外周世界充满好奇，什么东西都喜欢往嘴里放，缺乏危险意识、安全意识，家长要当好监护人，对儿童要进行安全教育、健康教育，平时在日常生活中，用儿童能够理解的方式告诉儿童哪些可以吃，哪些不可以吃。家长的环境设置也很重要，应该尽可能为儿童提供一个没有或尽可能少的非食品类物质的安全环境，从而使患儿难以得到所食用的非食品类物质，减少患儿的异食行为，家长应该把一些容易误食的物品保管好，远离儿童，以免对儿童造成伤害。

总之，应该普及疾病相关的科普知识，对家长进行健康教育，让家长有能力照管好自己的孩子，促进儿童身心健康，远离异食症，异食症是可以防治的。

第四章 儿童肥胖症

一、认识儿童肥胖症

【小胖妞的自尊最可贵】

女孩，10岁，刚上小学五年级。第一次在心理咨询室见到她时她一直躲在妈妈的背后，当我看她时，她故意撇过头去，避开我的目光。

在交谈中我了解到，小姑娘原本是一个开朗活泼的女孩，爱吃，爱玩，爱笑。她的身高为140厘米，BMI指数为27，除了行动不灵活、爱出汗、容易疲乏外，她没有感到其他特别不适。但五年级时，有一次她自己很喜欢的一个男生当面说她这么胖、真难看，像张飞一样粗犷。这次事件后，她意识到自己的体重是个问题，这也严重打击了她的自尊心。从此她脸上的笑容就越来越少了，在学校也不怎么跟同学交往，平时也不喜欢出去玩，家里来了客人，她也不愿出来招呼，自己一个人静静地呆在卧室里。五年级刚开学时，她被选入了学校合唱队，有一次参加合唱比赛，学校给每个合唱队的女孩都发了一条漂亮的裙子。回家后，妈妈很高兴地对她说："你穿上这条裙子去参加比赛，一定很棒！"不料小姑娘却说："我这么胖，再漂亮的裙子穿到我身上都不好看，到时候站在台上，别人看我肯定像看稀有动物一样。"结果，她又是装病、又是要赖，最终退出了合唱队。妈妈对此感到很生气也很无奈，不知道怎么做才能帮女儿找回以前开朗活泼的性格。

这个案例中，小女孩的肥胖症给她的身心健康均带来了不利的影响，如果没有及时治疗，会产生严重不良的身体和心理健康后果。

肥胖症（Obesity）：是指体内脂肪堆积过多和（或）分布异常，体重增加，是遗传和环境等多种因素相互作用引起的慢性代谢性疾病。肥胖症公认的定义为体内蓄积的脂肪量超过正常体重的20%以上，而不是实际体重超过正常体重的20%以上。肥胖可由许多疾病引起，故肥胖症并非一种病症，而是一种症候。儿童肥胖（childhood obesity）：WHO推荐以身高标准体重法对儿童肥胖进行判定，同等身高、营养良好的儿童体重为标准体重（100%），±10%标准体重的范围为正常，>15%为超重，>20%为轻度肥胖，>30%为中度肥胖，>50%为重度肥胖。

根据病因肥胖症可以分为单纯性与继发性两类。

（一）单纯性肥胖症

只有肥胖而无任何器质性疾病的肥胖。人体组织中有两种脂肪组织，即棕色脂肪组织和白色脂肪组织，两者的不同之处在于前者在全身均有分布、血管较丰富、细胞中线粒体较多、受交感神经质支配且含有解偶联蛋白。单纯性肥胖的分类有多种。按肥胖的程度可分轻、中、重3级或Ⅰ、Ⅱ、Ⅲ等级；按脂肪的分布可分为全身性（均匀性）肥胖、向心性肥胖、上身或下身肥胖、腹型或臀型肥胖等。这种分类对某些疾病的诊断和肥胖预后的判断有帮助，如库欣综合征常为向心性肥胖，腹型肥胖者比均匀性肥胖者预后差，常引发许多疾病。单纯性肥胖还可细分增殖性肥胖和肥大性肥胖。增殖性肥胖是指脂肪细胞数目增加，肥胖是从儿童期开始，青春发育期肥胖进一步加重，终身都肥胖，脂肪堆积在身体周围，故又称周围型肥胖，到成年可同时有肥大性肥胖。肥大性肥胖只是脂肪细胞蓄积脂肪量增多，但脂肪细胞数目不增加，其特点为肥胖多从中年期开始，脂肪堆积在身体中央（即躯干部位），故又称中央型肥胖，其带来的不良后果比增殖性肥胖更为严重。

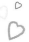

（二）继发性肥胖症

这是由于内分泌紊乱或代谢障碍所引起的一类疾病，肥胖只是这类患者的重要症状之一，同时还会有其他各种各样的临床表现。这类肥胖在儿童中较为少见，但也应引起注意。

中医学认为肥胖症属于"肥人""膏人""膏粱之疾"范畴。

二、肥胖症的具体表现有哪些

儿童肥胖症可分为乳儿肥胖、幼儿肥胖、学童肥胖以及青春期肥胖。其中，脂肪组织发育最旺盛的乳儿期和青春期是儿童肥胖症的两个高发阶段。脂肪细胞的病理生理研究证实，新生儿的脂肪细胞数量很少，体积也很小，出生后一年脂肪细胞的数量和体积迅速增加，7岁以后更为缓慢，一直到青春期左右脂肪细胞的数目基本上不再增加。所以说，乳儿期肥胖以脂肪细胞数量增多为主并伴有肥大，而青春期则以肥大为主并伴有增殖。

（一）儿童肥胖症有哪些特征

1.轻度单纯性肥胖患儿的症状

一般轻度单纯性肥胖患儿的症状不明显，不易被家长发现。开始时常表现为食量大大超过一般小儿，且喜欢淀粉类、油脂类食品（如喜欢吃面条、蛋糕、炸鸡等），而不喜欢吃蔬菜、水果等清淡食品。单纯性肥胖患儿生长发育往往较正常儿童迅速，骨龄正常或超过同龄小儿，智力亦佳，性发育正常或迟缓，或可较一般儿童早。体脂积聚以乳部、腹部、髋部、肩部为显著，严重者可在皮肤上出现粉红色或紫色浅纹。四肢肥胖，尤以上臂和臀部表现显著。因肥胖男孩外生殖器常被耻骨部皮脂掩盖以致阴茎显小，实际上属于正常范围。这些小儿因肥胖活动不便，往往喜睡懒动。

2.重度单纯性肥胖患儿的症状

重度肥胖者常伴有下列严重症状。

（1）气促、气短易患肺泡低换气综合征　由于体内脂肪过多，活动时耗氧量明显增加，胸壁增厚，腹部脂肪堆积，横隔抬高，肺活量降低，换气困难，易发生缺氧及CO_2潴留。稍事活动即疲乏无力、气短。严重者进一步就会出现继发红细胞增多，肺动脉高压，甚至形成慢性肺心病，继发心力衰竭。此征的常见症状与体征还有：①嗜睡，甚至在与人谈话之际也会酣睡，但不会长时间安眠。常见时睡时醒，时而呼吸加快，时而短时间内无呼吸。②脸部呈暗红色（或暗褐色），医学上称为多血质外貌。上下肢的指甲（趾甲）常伴有紫绀。③四肢及全身常有颤动。

另外，肥胖症对肺也有不利影响。由于过多的脂肪堆积于胸膛和腹壁，使胸腔和膈肌的运动受到限制，胸廓呼吸运动减退，使肺的通气功能降低。在静息状态下，肥胖儿童的肺功能尚能维持机体的需要，使肥胖儿童的有氧运动能力下降，不能耐受大运动量的活动。

肥胖儿童的咽部常存在腺样增殖，使上呼吸道狭窄而引起通气不良，这在睡眠时更加明显，容易导致睡眠过程中呼吸暂停。据统计约70%的肥胖儿童存在睡眠呼吸暂停综合征。在肥胖儿童和青少年中，哮喘的发病率远远超过那些体重正常的同龄人。众所周知，哮喘是儿童最常见的呼吸系统疾病之一，哮喘发作会给儿童的发育带来严重影响。

（2）心脏负担加重　由于体重增加，肥胖患儿的有效循环血容量、心搏出量、每分钟心输出量增加，心脏负担加重。另外心包脂肪沉着，使心脏波动受限，容易发生心脏扩大，心力衰竭，甚至猝死。

肥胖症对儿童心血管系统更为严重的影响是冠心病。冠心病是发生于成人的疾病，但是其进展的过程有可能是从儿童时期开始的。前面已经提到，肥胖儿童存在脂代谢紊乱，包括血中甘油三脂（TG）、低密度蛋白质胆固醇（LDL-C）、总胆固醇（TC）水平升高，而高密度脂蛋白胆固醇（HDL-C）水平下降，这些脂代谢紊乱可以逐渐引起动脉粥样硬化，是冠心病发生的重要危险因素。另外，肥胖儿童存在的高血压、高胰岛素血症也会进一步促进冠状动脉粥样硬化的发生和发展。由此可见，儿童时期的肥胖可能是当今人们冠心病越来越多的原因之一，这也提醒我们，防治冠心病要从儿童抓起。

（3）**成年后易患糖尿病**　肥胖的儿童在成年后更易患糖尿病、冠心病等疾病。不仅如此，目前在儿童和青少年人群中，出现越来越多的糖尿病患者，这已经引起了医务工作者越来越多的关注。他们认为，引起青少年糖尿病的主要原因就是肥胖。肥胖儿童的心、肺承受的工作负担比正常儿童重。日常生活中，我们也经常见到肥胖儿童一活动就气喘吁吁、大汗淋漓，对运动强度的耐受能力明显下降。

（4）**血压较正常体重的儿童高**　肥胖儿童的血压容易升高。研究发现，高血压在肥胖儿童中的发病率是非肥胖儿童的9倍。而且，儿童的血压变化与肥胖程度有关，肥胖程度越高血压也越高。肥胖儿童经饮食调整、运动等方式减轻体重后，其血压也会相应有所下降。血压相应升高以后会加重心脏负担，引起心室肥厚。利用超声心动图观察肥胖儿童的心脏后发现，肥胖儿童的心室厚度明显增加，且增加的程度与肥胖程度、血压水平呈正相关。

因此，与肥胖的成人一样，肥胖症也会使儿童产生睡眠呼吸暂停综合征、糖尿病、高血压、心血管疾病、呼吸系统疾病等严重危害健康的问题，应予以高度重视，加强防范。

（二）中医如何辨识儿童肥胖症

1.胃热湿阻证案例

男孩，7岁，小学一年级学生，身高120cm，与同龄儿童相比身高差不多，但是体形明显肥胖，体重32kg。一天进食至少5餐，经常临睡前进食，平素非常喜欢吃炸鸡、汉堡以及辛辣食品，有时候伴有胃痛、灼热感，喜欢进食冰激凌、冰镇甜饮料，几乎不喝温开水，口臭，不喜欢运动，懒惰乏力，稍活动后就会头晕、头胀，大便3～4天1次，质干如羊屎，有时需要开塞露才能解大便，小便正常。

根据他的资料，中医辨证属胃热湿阻证。此类儿童往往都有胃火亢盛的表现，食欲亢进，喜欢肉类和油炸食品，易生热生痰，出现胃热，或过食辛辣，热结胃中，导致胃脘灼痛，喜食冷饮。又小儿"脾常不足"，脾主运化，长期饮食不节，脾失健运，胃强脾弱，胃强则善食易饥，进食过多即堆积身体，久之形成肥胖，脾弱则运化水谷精微能力差，湿邪阻滞，不能荣养四肢，导致困倦乏力，清阳不升，则易头晕、头胀。舌红，苔黄厚腻，脉滑数，为胃热湿阻之征。

2.脾虚湿盛证案例

女孩，6岁，身高115cm，体重26kg，体形肥胖。她性格内向，平时不喜与其他小朋友玩耍，进食量不多，挑食，稍进食多一些就会脘腹胀满难受，整天没精打采，不愿外出，稍微活动就喊累，气喘吁吁，面色萎黄没有光泽，两颊有数个黄白色斑点，指甲淡白无华，不喜喝水，大便糊状，一天2～3次，小便正常。

从以上资料分析，中医辨证为脾虚湿盛证。脾主运化，具有消化饮食、化生吸收和转输水谷精微的功能，若脾虚气弱，不能运化水湿，水湿散漫，积存于肌肤导致患儿外形肥胖臃肿；脾虚则运化水谷的能力虚弱，稍进食多就会引起积食，导致脘腹闷胀不适；脾主肌肉，脾虚不能化生精血营养四肢肌肉，导致面色萎黄、指甲淡白无华、困倦乏力；脾虚水湿不化，清浊不分，而致大便糊状。舌质淡或胖，苔白滑或白腻，脉濡缓，为脾虚湿盛之象。

3.肝郁气滞证案例

男孩，5岁，是个十足的小胖子，体重30kg。平时脾气大，烦躁易怒，和小朋友打架生事，所欲之事不能达到的时候就大发脾气、摔东西、咬人，有时候安静的时候又喜欢叹气，面色红赤，口干喝水多，经常吵着肚子疼，每次发脾气的时候更明显，腹胀，睡眠差，夜里容易惊醒，大便有时干有时稀，小便正常。

从他的症状上看，中医辨证为肝郁气滞证。肝主疏泄，肝气可疏通、畅达全身气机，促进精血津液的运行输布、脾胃之气的升降、胆汁的分泌排泄以及情志的畅达。气机郁结，则血行障碍，血运不畅，血液瘀滞停积而为瘀血；肝气疏泄功能失常，气机郁结，亦会导致津液的输布代谢障碍，形成水湿痰饮等病理产物。小儿"肝常有余"而克制脾土太过，又"脾常不足"而形成脾虚肝旺之象，使运化失司，清气不升，浊气不降则脘腹胀满；脾运不健，水湿不化，食滞不消，形成痰浊郁滞于肌肤腠理，多形成腹型肥胖。所以，此类型的儿童往往伴有脾气急躁，腹痛与情绪有关，舌质黯或有瘀斑，苔薄白或白腻，脉弦，为肝郁气滞之征。

4.脾肾两虚证案例

女孩，6岁，从小与同龄儿童相比体形明显肥胖，她很苦恼，情绪不高，同小区小朋友有时候会嘲笑她的体形，慢慢就形成了不爱说话内向的性格，不喜欢运动，爬楼梯或走路稍远就会出现气喘吁吁，所以她平常几乎不出门，也不去上学，怕冷汗多，头晕乏力，面色淡白没有光泽，睡觉打鼾，大便糊状，小便次数多。

从她的资料上看，中医辨证属脾肾两虚证。从小就肥胖，主要与脾肾密切相关，多为先天禀赋不足及后天脾胃功能失调，即"阳化气"功能不足和湿、痰、瘀等"阴成形"太过所致。脾为后天之本，气血津液的产生、肌肉的丰满、五脏六腑的健全，都依赖于脾主运化功能的正常发挥。而小儿脾常不足，稍有不当，常导致脾失健运。肾为先天之本，小儿肾常虚，若肾阳虚衰，主水无权，水湿泛溢，成湿成痰。脾的运化又有赖于肾阳温煦，肾阳不足，必然导致脾胃运化功能差，若小儿饮食不节，导致痰湿留滞，加重体内湿浊而致肥胖。舌淡或胖，苔白滑，脉沉细无力，为脾肾两虚之征。

三、儿童肥胖症是怎样形成的

"民以食为天"高度概括了食物营养的重要性。食物中的营养素包括蛋白质、脂肪、碳水化合物（又称糖类）、维生素、无机盐和水等6类40余种，其中碳水化合物、脂肪、蛋白质称为三大营养素。各类营养素都有其一定的功能，儿童在各年龄段所需的量也有差别，但必须达到平衡，量太多或不足都将影响儿童的正常发育。每个人的生命活动必须要有源源不断的能量供应，这些能量的来源主要是上述三大营养素。单纯性肥胖症的确切病因至今尚未完全明确。

从临床与实验资料中分析有内因与外因两部分。内因主要由遗传因素、精神因素及神经内分泌因素，外因主要是饮食过量、体力活动少等。但不管什么原因，最终归结到一个总的发病原因上：在正常情况下，即在健康机体内，蛋白质、脂肪、碳水化合物的需求和消耗之间总是维持着一个动态平衡，能量的摄入等于能量的消耗，一旦"能量入超"，也就是摄入的能量超过消耗的能量时，就会形成肥胖症。

我们知道，对于生长发育中的机体来说，部分蛋白质需要作为组建机体组织的材料，而盈余的蛋白质（加上脂肪和碳水化合物）则会转化成脂肪储存起来。当摄入的能量小于机体的需求时，这些脂肪储备就可作为补充的能量消耗掉。

这就是说：摄入的能量 = 基础代谢（静止代谢）的需要量 + 用于活动（包括学习）的能量 + 长个子和增体重的能量 + 脂肪蓄积。也就是：脂肪蓄积 = 摄入能量 - 能耗（基础代谢 + 活动） - 长个子和增重能量。由此可知，个体之所以能保持相对的体重不变就是因为能量的摄入和能量的消耗利用保持着相对的平衡。因为，肥胖症的产生归根结底是由于上述平衡遭到破坏，摄入的能量过多或消耗减少以致能量在体内消耗不完，多余的能量就会以脂肪的形式贮存在体内，造成脂肪数量的增多而发生肥胖。

（一）生理因素

根据调查，父母双亲体重正常，其子女肥胖发生率为8%~10%。双亲中一人肥胖，子女肥胖发生率约为40%。如果仅仅是母亲一方肥胖，那么他们孩子的肥胖发生率为50%~60%，其中女孩为75%。双亲均肥胖，子女肥胖可高达70%~80%。其中女孩可达90%~95%，男孩为70%~75%。母亲肥胖，子女中容貌像母亲者往往肥胖；父亲肥胖，子女中长相与父亲相似者往往肥胖。根据世界卫生组织统计资料分析，女子中的肥胖者是男子的1.5~2倍。有人观察了19对同卵双生儿，他们自幼分别生活在不同的家族中，每对孪生儿之间，其体重平均相差1.9kg。而异卵双生儿之间，其体重平均相差4.5kg。这些都表明肥胖与遗传有一定相关性。这种由遗传所致的肥胖倾向，往往从儿童时期就开始了。

（二）营养与饮食因素

1.营养过盛是主要因素

三大营养物质包括：蛋白质、脂肪和糖。蛋白质是细胞的基本组成部分，是一个人生命活动的物质基础。它对于人体的重要作用可归纳为如下几点：①形成新组织。②修补身体组织。③增强抵抗力。④构筑遗传物质（基因），输送机体内的其他重要物质，如输送脂肪、碳水化合物、维生素、激素、盐类及维持血液中正常的生物化学成分等。蛋白质提供能量只占人体能量来源的10%左右，而且蛋白质无法作为"库存物品"储藏起来。因此蛋白质对儿童的肥胖影响不大。

脂肪是脂肪酸及甘油的化合物。富含脂肪的食品有肥肉、猪油、牛油、芝麻油、豆油及花生油等。脂肪在消化道中分解生成脂肪酸及甘油，他们被吸收后在体内再合成脂肪储存在脂肪组织中。人体的脂肪可分为两类：一类是定脂或基本脂肪，在人体中含量很稳定，即使饥饿时人体也不会利用它。另一类称为动脂或变脂，它在人体内含量的变化比较大，当摄入能量不足时，就会消耗动脂，人会变瘦。当摄入能量多于需要量时，它就在人体内蓄积起来，使人发胖。

糖类也称碳水化合物，它不仅限于食用的红糖、白糖、冰糖等，还包括面粉、大米、玉米、高粱及各种薯类等。糖是人体能量的主要来源，是容易使人体发胖的物质。虽然人体内蛋白质、脂肪和碳水化合物三者之间是可以作为能量相互转化的，但比较起来，碳水化合物转化成脂肪最为容易。碳水化合物是人体脂肪的基本来源，即人体约有50%的脂肪是由碳水化合物转化而形成。因此当儿童摄入糖类过多，超过机体能量需要时，过剩的糖并不被排泄掉，而是贮存于体内，其中一部分转变为肝糖原，而大部分则转变为脂肪贮存起来。天长日久，积少成多，人就会发胖。

2.饮食习惯不容忽视

有的家长误认为孩子多吃就会身体健康，以致使孩子养成多食的习惯，每日进食量超过按年龄规定的正常需要量，造成肥胖。婴儿肥胖通常由于喂食米、面等碳水化合物过多，或喂奶粉浓度过高所致。母乳喂养的婴儿似乎很少变得肥胖。

（三）心理因素

吃碳水化合物较多的食物比吃其它食物更易使人感到精力充沛和舒畅，这主要是大脑中5–羟色胺增加的缘故。因此心情抑郁时喜食碳水化合物较多的食物，而碳水化合物又容易转化成脂肪，因此情绪不好也容易引起肥胖。

（四）中医的观点

中医学认为饮食不节、禀赋之盛、久坐久卧、脏腑功能失调、情志因素等均可导致小儿肥胖，肥胖小儿多表现为形盛气虚，即阴盛阳虚，并以气虚为本，阴盛为标，兼有虚、痰、湿、瘀的相互作用。病位主要在脾胃，也可涉及肝肾。

1.饮食不节的原因

小儿饮食不知自节，主要分为嗜食肥甘厚味和饮食过量两个方面。《脾胃论》中说："脾胃俱旺，则能食而肥。"小儿脾常不足，《万氏家藏育婴秘诀》曰："儿之初生，脾薄而弱，乳食易伤，故曰脾常不足。"肥胖病发病之初多表现为能食、多食，体重增长过快，日久损伤脾胃，脾主运化，脾虚水湿内停而为痰，脾虚与痰湿相合为病。而饮食过量使得水谷精微在体内过多积聚形成膏脂，膏脂痰浊壅滞而形成"肥人""胖人"。

2.禀赋之盛－先天体质的原因

《医学实在易·卷之四》中说："素禀之盛，由于先天。……大抵素禀之盛，从无所苦，惟是湿痰颇多。"说明了小儿肥胖多与先天禀赋、父母体质遗传有关。

3.久坐久卧、活动过少的原因

现在儿童学习负担较重，活动量较少。《素问·宣明正气论》中说："久卧伤气。"《望诊遵经》指出："富贵者，身体柔脆，肌肤肥白，缘处深闺广厦之间，此居养不齐，作息无度者易致脂肥停积而成肥人。"久卧久坐均可耗气，致使人体气虚，脾气虚运化无力，津液精微失于疏布，而生痰湿，积于体表而为痰饮，均可引起肥胖。

4.脏腑功能失调的原因

以上因素均可引起脏腑功能失调，与脾肾两脏功能最为密切，脾失运化，水谷精微运化失常而致痰湿积聚形成肥胖，肾藏真元之气，是人体生命活动的根本。肾气亏虚，肾阳不能温煦脾土，物质的贮存转化失常，进一步促进肥胖的发生。此外，胃热、肝郁等都在发病过程中起重要作用。

四、肥胖症对儿童有哪些不良影响

（一）对身体的危害

肥胖儿的长相与正常儿童相比，有一定的特点。比如由于脂肪沉积，腹壁皮肤上可以看到紫色纹线，很像产妇的妊娠纹；较多男胖儿的乳房隆起，与女性相似等。除了长相上的差异，许多肥胖儿也存在躯体上的危害，许多肥胖儿童容易出现垂体后叶脂肪化，表现为其青春期性功能发育迟缓，造成终生无性欲或性欲不强，以致造成无生育能力的遗憾；肥胖症患儿合并高血压的比例为非肥胖儿的3.4倍。除此之外，肥胖儿患糖尿病、高胰岛素血症、高脂血症、脂肪肝等疾病的比例都远远高于非肥胖儿童。肥胖对儿童健康的常见不良影响主要表现在肥胖儿童往往怕热多汗，易患化脓性粉刺、毛囊炎、脂溢性皮炎，皮肤皱折处易患皮炎，同时还常见到皮肤色素纹及黑色表皮症。特别肥胖者步行时两大腿内侧会相互摩擦，致使皮肤破损，甚而发炎。体重增加到一定程度还会使一些关节如膝关节、踝关节等处磨损甚至撕裂而致疼痛，或体重增加对下肢压力加大而致下肢静脉曲张，使小腿部血液循环不良，严重时可引起溃疡成为老烂脚。

（二）对心理的危害

肥胖儿童大多数显得体态臃肿，外形不美，动作缓慢，缺乏灵气，稍一活动就感到疲倦乏力，或满头大汗，气喘吁吁。他们反映迟钝，常常显得比正常儿童笨拙。由于出汗多，他们身上往往会发出一股难闻的臭汗味，小伙伴们也不愿意与他们做伴。有的特胖儿走到街上常被人在背后指指点点，甚至围观。

上述种种情况常常使得一些肥胖儿背上了沉重的精神包袱，逐渐产生了样样不如别人的自卑心理。肥胖儿一般也不愿参加集体活动，从而与人的交往越来越少，这对增长见识、开阔视野、增强实践能力、提高分析问题能力等都是不利的。甚至由于社会交往能力的障碍越来越大，导致性情孤僻抑郁，如不加疏导，不予治疗，种种心理困惑日渐淤积，就会形成心理障碍。

（三）长期的危害

临床上还有一些家长对胖儿过于娇纵，如孩子系鞋带有困难就由父母代劳，不愿走路就坐汽车，不愿爬楼梯就乘电梯，连续数小时坐着看电视也不管教，日积月累，不仅肥胖有增无减，同时还会使肥胖症患儿们养成别人为自己服务的坏习惯，从而变得生活懒散，学习不求上进。这种心理、情绪及行为上的变异会严重影响他们身心的正常发育。

五、如何识别、诊断肥胖症

（一）诊断要点和诊断标准

1.儿童肥胖症的诊断要点

肥胖症是身体内部新陈代谢失调引起脂肪积存过多，造成体重超过标准体重一定数量的疾病，与身体内脂肪组织的比例失调有直接关系。

在我国，主要按照以下三种方法对儿童进行判定。

（1）标准体重法　参照我国儿童不同年龄及身高的标准体重表，标准体重±10%者属正常范围；实测的按身高的体重超过身高标准体重20%以上为肥胖（超过的百分数大小代表肥胖度的大小）；实测的按身高的体重低于身高标准体重10%为消瘦（低于百分数的大小代表消瘦度的大小）。2～12岁小孩可以采用年龄×2+8作为标准体重，如果实际测得的体重超过此标准体重的20%，就算是肥胖症了。如一位10岁儿童实际所测到的体重是34kg，而他的标准体重应为$10 \times 2+8=28$（kg），其体重超过了标准体重的20%，因此这个孩子已患肥胖症了。对于较高的儿童，标准体重的估算方法可以采用标准体重（kg）=［身高（cm）-100］$\times 0.9$，或身高（cm）-100（适用于身高在155cm以下者）。

（2）**体重指数法（也可以称为体重质量指数法）** 体重指数=体重（kg）/［身高（m）］^{2}。北京首都医学院的有关专家参考了国外许多学者采用体重指数法判断儿童肥胖症的经验，结合我国的实际情况，进行了系列研究后指出：男性学龄儿童BMI超过18，女性学龄儿童超过17.5，均可诊断为肥胖。可参考中国学龄儿童青少年超重、肥胖体重指数标准表（表1）。

表1 中国学龄儿童青少年超重、肥胖体重指数标准

年龄（岁）	男孩		女孩	
	超重	肥胖	超重	肥胖
7 ~	17.4	19.2	17.2	18.9
8 ~	18.1	20.3	18.1	19.9
9 ~	18.9	21.4	19.0	21.0
10 ~	19.6	22.5	20.0	22.1
11 ~	20.3	23.6	21.1	23.3
12 ~	21.0	24.7	21.9	24.5
13 ~	21.9	25.7	22.6	25.6
14 ~	22.6	26.4	23.0	26.3
15 ~	23.1	26.9	23.4	26.9
16 ~	23.5	27.4	23.7	27.4
17 ~	23.8	27.8	23.8	27.7
18 ~	24.0	28.0	24.0	28.0

［来源：中国肥胖问题工作组.中华流行病学杂志，2004，2（25）］

（3）**体格指数法** Rohler指数=体重（kg）/［身高（cm）］$^3 \times 10^7$。Rohler指数主要适用于学龄儿童和青少年。该指数在$115 \sim 140$kg/cm^{3}为正常，

140~160kg/cm^{3}为超重，160kg/cm^{3}以上为肥胖。

2.儿童肥胖症的诊断标准

借助以上方法可以初步判定儿童肥胖。然而，儿童肥胖的诊断则需要到医院就诊，在专科医生的指导下，借助必要的检查来明确。

当代儿童生长发育加快，与从前同年龄的孩子们相比较，现今的孩子们要长得高，发育得早。有关专家对当代儿童体重与身高的标准问题进行了大规模的调查研究，发现了下面一些规律：①9岁以前男孩的体重、身高都超过女孩，10岁以后女孩的身高开始超过男孩。②11~13岁时女孩的身高体重指标都超过男孩。③14岁时男孩的身高超过女孩，但体重女孩仍然略高于男孩。④15岁以后男孩的体重、身高又都超过女孩。⑤青春期到来时间女孩比男孩早2年，即女孩为12岁，男孩为14岁。

人类身高与体重两项指标的增长是相互协调、相互关联的，大致可以用下面的公式来表达。

身高在155cm以下的标准体重（kg）＝身高（cm）－100

身高在155cm以上的标准体重（kg）＝［身高（cm）－100］×0.9

上述标准体重又称平均体重，这是根据大量调查统计资料制订出的适合于绝大多数人，用来衡量他们体重是否适中的较为理想和方便的客观指标计算方法。

测量身高时要注意：①测量时要脱去鞋、帽、袜子。②最好在上午量身高。午后可能因疲劳而使脊柱受压，测量值比上午低。③测量方法要准确，3岁以下儿童躺着测量身高，3岁以上儿童站立测量。

测量体重时要注意：①每次测量体重时要空腹、排去大小便。②要称净重。③定期测量体重。1岁以内每月称一次，把每月称的结果画在小儿生长发育曲线图上，可以看出体重增长的趋势。

（二）如何辨别儿童肥胖症

主要与继发性肥胖症相鉴别，如库欣综合征、原发性甲状腺功能减退症、下丘脑性肥胖、多囊卵巢综合征、劳－蒙－毕综合征及胰岛素瘤等，有原发病的临床表现和实验室检查特点。药物引起的有服用抗精神病药、糖皮质激素等病史。

对肥胖症的并发症及伴随病也须进行相应检查，如糖尿病或糖耐量异常、血脂异常、高血压、冠心病、痛风、胆石症、睡眠中呼吸暂停以及代谢综合征等，应予以诊断以便给予相应治疗。

六、儿童肥胖症的治疗方法

（一）治疗原则

1.总体原则

治疗儿童肥胖症的原则：应在医师指导下合理控制饮食，加强体育锻炼，改变不合理的生活习惯，给予健康教育、精神鼓励，使肥胖儿童们树立起减肥的信心、决心与恒心，同时配合有效的中西药物或其他传统医学疗法。总的原则是，既达到减肥目的又不影响小儿的体格发育与心理健康。

2.家长与患儿的教育

在治疗儿童肥胖症时应向家长及肥胖儿做好哪些思想工作？

（1）**首先要树立正确的减肥动机**　减肥首先是为了身心健康，其次才是美丽的外形。

（2）**要克服急躁情绪**　冰冻三尺，非一日之寒，肥胖的形成是长期的能量入超所造成的。因此，治疗肥胖症必须要有足够长的时间，不能急于求成。曾经有过多种"快速减肥"疗法，由于瞬间的迷人假象而风靡一时，但最终均无成功的记录，有些还酿成了严重的后果，如出现了厌食症等其他心理及躯体症状，这种教训应当吸取。

（3）**要有长期坚持的顽强精神**　通过在保证营养前提下的适当节食，长期地控制能量摄入，并通过运动来增加能量的消耗，这是肥胖症基础治疗的缺一不可的两根支柱。贵在养成习惯，长期坚持。一时性的节食和间隙性的锻炼，尽管减了体重，不久又反弹，肥了又减，减了又肥，甚至越减越肥，则有百害而无一利。

（4）要有信心与耐心　在采用以大黄提取片为主综合治疗肥胖时，不少人往往在第一个星期内由于肌肉组织蛋白丢失较多，水分也随之丢失，因而体重与腹围变化均比较明显。经过一个月或者更长时间的治疗后，能量负差将大部分落在体脂的消耗上，于是体重下降的幅度变小，甚而体重不变。这时有人会产生错觉，误认为治疗无效，因而半途而废。

（5）要有一旦肥胖终生受到威胁的思想准备　一旦减肥治疗取得了明显效果，体重与体脂恢复到正常水平，还必须要十分注意掌握好膳食能量摄入和日常活动及运动等能量消耗情况，使两者基本达到平衡状态，切勿使能量入超的情况再度发生而使肥胖再现。要切记减肥难，巩固成效更难。

（6）不要轻易相信减肥广告的承诺　有些父母希望孩子能够快速减肥成功，此时他们往往对减肥广告缺乏理性的鉴别，跟着广告减肥，结果常常是减了又肥，肥了又减，有的还会越减越肥，以致给身体带来更大危害。鉴别减肥产品的真假，必须弄清该产品广告中所述的承诺有无科学数据，这些数据一定是要确确实实的科学实验数据，而不是捏造的数据。

（7）取得患儿的配合　家长们应把肥胖的危害，减肥治疗方案的道理耐心详细地告诉孩子，以求得他们的密切配合，这一点至关紧要，也是减肥成败的一个关键。

（二）西医治疗方法

1.体育疗法–运动

肥胖的直接起因是机体长期处于能量的入超。原因有三：①摄入过多。②消耗过少。③既摄入过多又消耗少。所以，控制饮食使摄入减少及增加体力活动使消耗增加，乃是减肥的最基本也是最佳疗法。即使是轻体力活动也能使身体多消耗10%~20%的能量。与节食不同，运动可使体内脂肪在有氧代谢中作为能源，不断地逐渐地被消耗，使体内脂肪减少而肌肉容积不会减少。但少吃与多动这两个方面必须同时兼顾，长期坚持。

在选择运动项目时要考虑如下三点：①要考虑运动项目，孩子是否接受，是否有兴趣，是否能坚持下去。②要考虑安全问题，比如孩子的体力、心肺功能的承受能力，环境、场地的设施。③要考虑能否达到预期目标，如体重下降范围、皮下脂肪变薄程度。

根据上述要求，肥胖儿童的运动内容是以锻炼全身体力和耐力为目标的全身性强度低的动态运动（也称有氧运动）为主，如骑车、散步、慢跑、小步快走、上下楼梯、爬坡、打羽毛球、踢毽子、拍皮球、跳舞、体操、跳绳、游泳和水中步行等。其中骑自行车和游泳对膝关节和足关节负荷不重，较适于肥胖者锻炼。因为脂肪"燃烧"需要大量氧气，如无足够时间便无法"燃烧"。因此，为了达到减肥目的，就必须选择时间较长又能吸入大量氧气的运动（即有氧运动）。减肥最好的运动就是走路，这是消耗体内脂肪的最好方式。

运动强度需因人而异。减肥运动能否取得满意的效果，往往取决于运动量的大小是否掌握得当。运动量过小，不能消耗掉多余的能量，减肥效果就不理想。运动量过大，超过身体的负担能力，又会造成过度疲劳，引起不良反应，影响健康。同时必须掌握循序渐进的原则，对于平时不爱活动的肥胖儿，切不能要求他们立即进入强度较大的体力消耗状态。

每次运动的时间宜长。据研究证实，只有运动20min后，人体才开始由脂肪供能，因此一次运动至少要30min。减肥运动一般每天要运动60min以上，如每天平地散步1h，1个月可使体重下降1kg，若用中等速度每天原地跑步1h，坚持1个月可减少体重2kg。人体的肌肉是快纤维与慢纤维的混合体。人开始活动肌肉就开始收缩，此时快纤维消耗葡萄糖来提供能量，慢纤维则将脂肪作为能量来源，因此慢纤维比较容易抗疲劳。肥胖者在开始锻炼的1~2个月里，减肥效果并不明显，稍增加运动量便感到疲劳。这是因为肥胖者肌肉中所含快纤维多，活动时快速消耗的是葡萄糖而不是脂肪。如果能坚持天天锻炼，那么在6周以后，肌肉中快纤维的性能逐渐接近慢纤维，变得能抗疲劳，减肥效果也就开始出现。如果锻炼几天，停几天，不是持之以恒，就没有效果了。

全身运动和局部运动必须同时进行。人体是有机的总体，局部锻炼消耗的能量会得到体内其他部位贮存能量的补充，而且局部锻炼容易疲劳，锻炼时间难以持久，很难达到消耗多余能量的目的。因此局部锻炼要以全身锻炼为基础，如配合慢跑、跳绳等全身运动。另外，局部锻炼的方法也要正确，掌握好运动量，最好采用小负荷量的肌肉力量来进行锻炼。

每次锻炼前要进行全身准备活动5min，结束后也要进行调整活动5~10min。在锻炼过程中家长应陪同孩子，一方面可鼓励孩子坚持锻炼，另一方面也可观察运动中孩子是否出现呼吸困难、面色苍白、恶心呕吐等。一旦发生上述情况，应立即停止。

重视运动后的放松活动。专家认为，对肌肉最有效的放松是被动地牵张肌肉。原则是使紧张的肌肉尽量伸长，达到最大伸长度时保持30秒，连续做3次。这样能防止肌肉损伤，消除疲劳，保持肌肉的流线形状。

每天训练，尤其在开始锻炼的早期，必须完成规定的运动指标，如每次踢毽子1000次，走2km，登3层楼上下楼梯20次等。经过一段时间锻炼，可根据孩子体重及皮脂厚度来决定是否需要增加运动强度或延长锻炼时间。

想要保持减肥锻炼后的理想体形，必须坚持不懈地进行适人、适时、适量的运动，贵在养成习惯，持之以恒。但可以适当降低运动量，减少运动次数，如每周只运动2~3次，每次60min左右。

提倡午后锻炼。据研究，同样的运动项目和运动强度，下午或晚上锻炼要比上午锻炼多消耗20%能量。所以，运动锻炼时间最好选择在下午（小学生放学后）或晚上，并且要每天坚持。

运动减肥无效的常见原因有两个，一是运动项目选择不当，二是"三天打鱼两天晒网"式的间隙运动。

如适当的增加体育活动与适度节食同时进行，则不仅可改善糖耐量，降低胰岛素分泌，促进体脂分解，而且还会使人感到精神振奋，有一种难以形容的"健康感"，可有效地改善心理状态，增强治疗信心。

2.有氧代谢运动疗法

有氧代谢运动，是由美国德克萨斯州达拉斯有氧运动中心世界著名健身泰斗Kenneth H. Cooper（1968年）博士首创的，在美国很快被广大健身运动爱好者所接受。大量的运动医学实验研究表明，对于20~60岁的人来说，若长期缺乏有氧锻炼，又不注意饮食营养，将使组织器官功能下降30%，最终导致机体衰退，引起众多疾病发生。实践证明，该年龄段的人若能长期持续进行适宜的有氧锻炼，可以降脂减肥、强健身体、祛疾防病、延缓衰老。

Kenneth H. Cooper博士经过研究分析认为，适宜的有氧代谢运动之所以能降脂减肥、祛病防衰、其主要原因如下。

有氧运动可使人体吸入比平常多几十倍的氧气，多吸入氧气可使体内血红蛋白数量增多，机体营养物质重组，机体免疫细胞防御病原体能力明显增强。有氧运动还能加快体液循环，促进组织新陈代谢，并将体内的铅、铝、苯、酚等致癌物质和其他有害毒素排出，从而大大地减少体内致癌、致病因子。

有氧运动能明显提高大脑皮层和心肺系统的功能，促进中枢神经系统保持充沛的活力，并且使体内一些具有抗衰老的物质（如超氧化物歧化酶，即SOD）数量增多，有助于延缓机体组织衰退和老化的进程。

适宜的有氧运动对降低心脑血管疾病的发生率颇有益处。实践证明，长期从事有氧运动锻炼的人，其体内血清甘油三酯含量可下降45%左右，运动时心脏射血量是安静时的3倍以上，机体的脂肪含量明显减少。这是由于有氧代谢运动不仅能明显改善心脏的营养和脂质代谢，使动脉壁保持一定的弹性，而且能使体内血液产生较多的具有抗动脉硬化的物质——高密度脂蛋白（HDL），该物质可有效防止血管壁上粥样硬化斑块的形成，从而降低心血管疾病的发病率。

美国佐治亚大学Dishman博士根据多年的研究结果认为，有氧锻炼适宜每周3次，每次持续20~30min。其中最适宜的运动强度应该是：20岁以下的儿童青少年运动时心率维持在150~160次/分；20~30岁的人运动时心率维持在140~160次/分；40~50岁的人运动时心率应该在120~135次/分；60岁以上的老年人运动时心率应该在100~124次/分之间为佳。也可用170减去年龄数作为心率的参考数。

不同年龄或不同体质的人应该选择不同类型的有氧运动项目。如儿童、青少年可选择运动强度不大的项目，如跳绳、拍皮球、慢跑等；20岁以后可以选择强度稍大、富有冲击力的有氧运动项目，如12min健身跑、障碍跑、拳击、橄榄球、武术等；30岁以后，可选择爬山、体操、滑雪、踢足球、健美运动等，这些运动可强化全身肌肉，减轻体重，加强肌肉力量，提高运动器官功能；40岁以后，选择自行车、爬台阶、慢跑、滑冰、举重等锻炼，可以有效地加强最易松弛的臀部、腹部及腿部肌肉，以增强下肢肌力及关节的灵活性；50岁以后，适合选择游泳、划船、网球、高尔夫球及肌力练习，这些运动可增加全身各部位肌肉的弹性和骨质密度，改善身体形态，提高心肺功能；60岁以后，可合理选择那些轻松平缓、无拘无束、活动量不太大的运动项目，如散步、跳交谊舞、打太极拳及练气功等。以上列举的各年龄段适宜的有氧运动，可以根据自身条件及兴趣进行相应的选择及调整。

3.饮食疗法

由于小儿正处在生长发育期，他们的自制能力也相对较差，因此患儿的饮食治疗原则与成人不同。首先必须保证小儿生长发育的基本需要和营养素的平衡。要使肥胖儿有个适应过程，在此基础上有分寸地循序渐进地减少饮食量，使其持之以恒，千万不能操之过急。同时必须在家长的帮助下耐心地找出适合自身特点的平衡膳食，科学减肥。

少吃主食，限制糖与甜食。原来食量较大者可采用递减法，逐步将主食控制在每天150~200g。主食最好是粗细杂粮混用，糖果、蜜饯、麦芽糖、果汁、蜂蜜、果酱、杏仁茶、藕粉等甜食或含淀粉过多的食物尽量少用或不用。

限制高脂肪食品，适量摄入脂肪以增加饱腹感。不吃含脂肪高的食物，如黄油、奶油、油酥点心、肥鹅、鸡皮、鱼脑、肥猪肉、油炸食物、巧克力、奶油蛋糕、花生、核桃等。烹调需用植物油。脂肪占食物总能量的20%~25%为宜。

为了保证小儿正常的生长发育，**在限制高糖、高脂肪的同时应适当提高蛋白质供给量**。如无心肾等合并症，每天每千克体重应保证供给2~3g蛋白质，其中乳、蛋、瘦肉、豆制品等优质蛋白质应占总蛋白质的一半以上。每天可吃1个鸡蛋、1瓶牛奶，配以鱼、虾、鸡肉、兔肉等含蛋白质高、脂肪少的食物。少油的豆制品也是蛋白质的良好来源，而且对降低血脂有益。

多吃副食，不吃零食，保证有足够的维生素、微量元素与食物纤维。多食新鲜蔬菜（苜蓿、茭白、莴苣、笋、萝卜都是较好的减肥食品）、水果（如苹果的饱腹感较强）及魔芋和藻类，可增加维生素、微量元素、矿物质和食物纤维的供给量，对增加饱腹感、维持正常代谢、降低血脂、防止并发症都有好处。

改善食物的制作及烹调方法，解决低能量与饱腹感的矛盾。在低能量的前提下，减肥者的饮食既要保证营养平衡，又要有饱腹感，下述几点可供参考：①吃猪肉后产生的能量要比等量的鱼、虾、兔肉高3~6倍。②肉丝、肉末或焖排骨（带骨）、酱汁虾（连壳）要比炖肉、炒虾片显得量多而油少。③50g面粉做成十几个小馄饨或烙成多张薄饼比做成一个小馒头显得量多而饱腹。④茶叶蛋在胃里停留时间要比煮鸡蛋、蒸蛋羹、蛋花汤多一倍，更耐饥。⑤不用油煎炸食物，尽量采用蒸、煮、炖、凉拌等烹调方法，可以减少能量摄入。

饮水足量。如果限制水分摄入，会使胖人汗腺分泌紊乱，不利体温调节，还会使尿液浓缩，代谢残渣不易排净，常会引起烦渴、头痛、乏力等症状。减肥者以喝绿茶为主，但茶水不能过浓。夏季可食用西瓜、西红柿等解渴，西瓜水、冬瓜汤还有利尿消肿作用。咖啡宜少饮或不饮为好。

食盐要限量，菜肴应少放盐。肥胖合并高血压、肾脏病者，除要求低盐饮食外，含嘌呤有机化合物多的食物要少吃。因为嘌呤会加重肝肾等中间代谢负担，对胖人不利。动物内脏、骨髓、蛤、蟹等含嘌呤最多，豌豆、菠菜等也含有一定量嘌呤。

养成合理饮食习惯。科学研究表明，人体胰岛素可促使脂肪合成，而人体胰岛素的分泌量一般在傍晚最高，清晨最少，因而胖人早饭可多吃，晚饭应少吃。各餐能量的分配大致是这样的：早餐占全日总能量的30%~35%，午餐35%~40%，晚餐20%~25%。另外要细嚼慢咽。

肥胖儿往往食欲亢进，饥饿感十分强烈，严格的饮食控制使之难以忍受和长期坚持。解决的办法有：①多吃些低能量、高容积食品，如碳水化合物较低的蔬菜—西红柿、黄瓜、大白菜、豆芽等。开始节食时，可将正餐的主食留出1/4的量作为加餐用。在加餐时配以低能量蔬菜或1~2块豆腐干。②多选用粗粮代替细粮。如白米绿豆海带饭、红豆粥、绿豆粥、燕麦片、荞麦面以及三合面（玉米面、黄豆面、白面）、二合面（玉米面、黄豆面）制作的馒头、面条等。粗杂粮比细粮耐饥。③吃饭时，先吃副食先喝汤，后吃主食，或先吃苹果等水果，再吃主食。菜做得口味淡些等。总之，只要患者建立了治疗的信心和决心，不用很长时间饥饿感就会消失的。

在实施饮食疗法中，膳食的调配应尽量大众化，多样化。只要合理搭配，普通食品都可以成为良好的减肥膳食。千万不要迷信市场上名噪一时的某些减肥食品。因为那些食品的共同特点是，使体内脂肪迅速转化成酸性的酮体，然后把大量水分和盐分从尿中带走，使人脱水，造成体重一时明显下降。这类减肥食品虽可以风靡一时，但最终都不会使减肥成功，甚至还会酿成酮症酸中毒的严重后果。

限制食量时，最初只要求制止体重速增，以后可使体重渐降，至超过正常体重范围10%左右时，即不需要再限制饮食，但总能量1200cal左右。具体供应量可按小儿实际情况决定。当减肥取得明显效果时，只是一个良好的开端，家长还要经常督促孩子，控制每天的膳食入量，尤其在节假日聚餐时。同时还要坚持体育锻炼，否则会前功尽弃。

4.进食行为矫正疗法

要使减肥成功必须要三管齐下，即适当节食、适当活动及行为矫正，儿童也不例外。这是数十年来全世界减肥专家总结出来的宝贵经验。行为矫正就是改变不良的生活习惯，在国际上称为行动修正疗法（Behavior Modification）。这要求每一位肥胖儿在家长的切实关心下，对肥胖的危害性要有充分的认识，并且仔细地寻找出肥胖的原因，根据肥胖原因，订出适合自己的减肥计划。许多人都认为自己最了解自己，其实并不尽然，因为有些不良习惯是太平常、太生活化了，都是人们在无意识的状态下习惯地进行着的事情。如紧张、焦虑，可激发多食；边看电视边进食，可造成过度饮食；家长习惯吃高能量食物，如巧克力、坚果类等，并经常储备，使孩子随手可得等。行为矫正疗法主要包括如下几个方面的内容。

（1）**记日记** 家长要帮助肥胖儿童撰写好饮食和日常活动（包括体育锻炼）的日记，以便找出在饮食和活动中存在的问题。要求每天记录进食的时间、内容、数量、地点、自我感觉以及每天活动情况，如何时起身、饭后做什么事、何时做体操等，并每天早上起床排泄后称一称体重，以便了解哪些行为可造成肥胖，需要矫正。有的家长总以为孩子吃得并不多，看了一天的进食量后，才知道孩子吃得真不少，这样做有利于肥胖儿适当控制饮食。

（2）**进食前的行为矫正** 例如控制孩子自己购买食物，家中少买或不买零食；在食物制备过程中，家长不要让孩子在身边，以免食物对孩子产生极大的诱惑力；进餐时间和地点应有一定的规律，进食量要控制，不宜饥一顿，饱一顿。

（3）**进食中的行为矫正**　让肥胖儿放慢进食速度是减少食量的一个方面，学会控制咀嚼与吞咽动作的频率，充分咀嚼，每口至少咀嚼20次以上，仔细品尝每一口食物的滋味，养成珍惜每一口食物的习惯。在进食中，还可常常放下餐具歇息一会儿（从30s到2min不等），这样能延长进食时间，有利于部分食物开始消化后产生饱腹信号。进餐宜用浅碗和小盘子，将食物分散在各个盘子里，不要将几种东西放在一个盘子里，以免造成饮食过量。饮食中应增加能量少而体积大的蔬菜，如胡萝卜、芹菜、笋等。还可以养成留下最后一口饭不吃的习惯。过去认为这是浪费粮食的不好习惯，但对减肥的儿童来说倒是适当节食的一种方法。

（4）**进食后的行为矫正**　用餐完毕让孩子立即离开餐桌，并将剩余饭菜拿走，以免孩子多食。同时对孩子良好的进食行为必须加以强化，这样才能巩固和维持良好的生活习惯。肥胖儿对自己的饮食控制得当，应予以奖励，如奖励一些孩子所喜欢的玩具、图书等；也可用口头表扬的形式，鼓励孩子的进步。

（5）**早餐不吃、晚餐丰盛的昼夜节律倒错要予以纠正**　近来有多篇报道，不吃早餐不利于减肥，同时易患高脂血症及胆石症。美国有一位学者研究发现，不吃早餐者的血内胆固醇比每日吃早餐的人要高出33%。由于胆囊排泄胆汁是有规律的，都在一日三餐后排出，夜间基本上停止工作，胆汁通过一昼夜贮存，在胆囊内已变得相当浓缩，进早餐后，胆汁会流出一部分参与食物消化，减低胆囊中胆汁的黏滞度。如果经常不吃早餐，胆汁会越来越浓，久而久之，就很容易析出结晶形成结石。晚上由于迷走神经兴奋，促进胰岛素分泌，脂肪合成增加，且夜间活动少，能量消耗也少，故太晚进晚餐或晚间过饱容易发胖。正如美国一位专家说："什么时候吃比吃什么更重要。"因此，早餐应该吃饱，晚上应吃少。一般来说，晚餐最好不要超过晚上8点，可能的话餐后点心也最好取消。如需加夜班补习功课，那么最好在傍晚5点左右用餐，回家时尽量少吃，并且尽可能选择低能量食品，如补习超过11点应适加餐。

5.药物治疗

（1）**食欲抑制剂** 芬氟拉明（属苯丙类药物），它直接作用于下丘脑的饱感中枢，使饥饿中枢处于相对抑制状态，因为具有较好的抑制饮食作用。服药后可使人食欲降低，饮食减少而不觉饥饿，故可减少能量摄入而达到减肥的目的。此药的减肥疗效肯定，不影响儿童身高的增长。但有口干、嗜睡等副作用。抑郁症患者禁用，驾驶员与高空作业者也慎用。其他食欲抑制剂有安非拉酮片。

（2）**代谢增强剂** 如甲状腺片，能提高基础代谢率，增加能量消耗，从而促进脂肪消耗起到减肥作用。但副作用较大，儿童不宜。

（3）**降糖药** 如双胍类口服降糖药。此类药在用于治疗糖尿病时，发现有食欲不振、体重降低的现象，故后来用它来治疗肥胖症。此类药物肝肾功能不佳者禁用。

（4）**膨胀充填剂** 目前国外有些减肥药中含有甲基纤维素、羧甲基纤维素钠等亲水性胶体，这些物质遇到水膨胀，不产生能量，服后可减少饥饿感，使食欲降低，能量摄入减少，从而达到减肥目的。这类药物在胃内膨胀很慢，在肠内膨胀会引起缓泻，这种制剂称为膨胀充填剂，亦称假食疗法。

6.外科治疗

可选择使用吸脂术、切脂术和各种减少食物吸收的手术，如空肠回肠分流术、胃气囊术、小胃手术或垂直结扎胃成形术等。手术有一定效果，部分患者获得长期疗效，术前并发症不同程度地得到改善或治愈。但手术可能并发吸收不良、贫血管道狭窄等，有一定危险性，仅用于重度肥胖、减重失败而又有严重并发症，这些并发症有可能通过体重减轻而改善者。手术要对患者全身情况做出充分估计，特别是糖尿病、高血压和心肺功能等，给予相应监测和处理。

（三）中医治疗方法

1.辨证治疗

（1）**胃热湿阻证**

治疗法则：调胃泻火，清热除湿。

处方用药：泻黄散加减。常用药为防风、藿香、栀子、石膏、薏苡仁、泽泻、荷叶、夏枯草、厚朴等。

（2）**脾虚湿盛证**

治疗法则：益气助运，健脾利湿。

处方用药：平胃散加减。常用药为苍术、厚朴、陈皮、干姜、炙甘草、炒白术、茯苓、山楂。

（3）**肝郁气滞证**

治疗法则：疏肝解郁，培土健脾。

处方用药：柴胡疏肝散合异功散加减。常用药为柴胡、陈皮、川芎、香附、枳壳、党参、炒白术、白芍、茯苓、甘草等。

（4）**脾肾两虚证**

治疗法则：补益脾肾，温阳化湿。

处方用药：六君子汤合五子衍宗丸加减。常用药为陈皮、半夏、茯苓、党参、炙甘草、白术、菟丝子、覆盆子、车前子、仙茅等。

2.针灸治疗

（1）**体针**

主穴：中脘、天枢、水分、气海、关元。

配穴：胃热湿阻证加曲池、支沟、上巨虚；脾虚湿盛证加三阴交、足三里、丰隆；肝郁气滞证加肝俞、太冲、内庭；脾肾两虚证加脾俞、肾俞、阴陵泉。

针刺方法：年龄小、不能配合者可采用点刺法，不留针；年龄大、可以配合者，实证用泻法，虚证用补法，根据儿童的接受程度留针15～20min。每日1次或隔日1次，15次为1个疗程。

（2）耳穴贴压

主穴：内分泌、交感、神门。

配穴：大肠、小肠、口、肝、胃、脾、肾、三焦、皮质下、饥点、腹、臀。

方法：每次选取主穴，配4～6个配穴，将王不留行用胶布贴于上述耳穴，压之产生酸、麻、胀感，每日三餐前30min自行按压穴位，每穴30次左右，每周换1～2次，10次为1个疗程，两耳交替使用。

3.推拿治疗

补脾土，清胃经，清大肠、小肠，揉板门，运内八卦，按揉中脘、天枢，顺时针摩腹，推上七节骨。虚证也可以配合捏脊。

七、家庭康复要点

（一）家长如何从心理及行为上帮助孩子

1.父母要积极参与

肥胖儿的治疗还应该依靠家长的配合。孩子常常会模仿父母的行为，因此父母首先应养成良好的饮食习惯。在治疗中，父母应该严格执行减肥方案，不要向肥胖儿提供额外高能量食物，对孩子良好的进食行为要及时给予强化，使肥胖儿最终自觉执行减肥方案，减轻体重。

2.培养健康的饮食及行为习惯

肥胖症的治疗需要长期坚持，并不是一时一刻的努力就可以迅速完成的。与其等孩子肥胖到需要治疗时再控制饮食及行为，不如培养孩子良好的饮食与行为习惯，把饮食及运动计划纳入到生活的计划表中，长期坚持，形成良好的习惯。在行为习惯养成的过程中需要家长足够的耐心和积极的鼓励。

（二）家庭调护要点——食疗药膳

1.减肥食疗方

杏仁薏苡仁粥

原料： 杏仁10g，生薏苡仁15g，粳米200g。

做法： 先将杏仁和生薏苡仁加水煮沸，再加适量粳米，共煮成粥，食用前可加少许白糖。

功效： 健脾化湿祛浊，适用于胃热湿阻证、脾虚湿盛者。

凉拌莴苣

原料： 莴苣250g，食盐、香油、鸡精各适量。

做法： 将莴苣切细丝，倒入煮沸的开水锅内，再沸后即取出，放入水中焯一下，加入调味料拌匀即可食用。

功效： 莴苣具有清热利尿的作用，适用于胃热湿阻者。

三皮粥

原料： 西瓜皮100g，冬瓜皮100g，黄瓜皮100g，粳米200g。

做法： 洗净切碎，与粳米共煮成粥食用。

功效： "三皮"皆为味甘性凉之品，均可清胃热而除烦止渴，且善利水消肿。适用于胃热湿阻者。

冬瓜汤

原料： 冬瓜500g，盐、油各适量。

做法： 将冬瓜切厚片，煮汤，冬瓜熟后加少许盐、油调味即可食用。

功效： 冬瓜甘淡渗利，利小便，可排除体内过多水分，具有减肥功效，尤其适用于脾虚湿盛者。

玉米须粥

原料：玉米须50g，粳米200g。

做法：先将玉米须煎水去渣，放入粳米共煮成粥，每日服用。

功效：玉米须有利尿消肿的功效，适用于各种类型肥胖症，尤其适用于脾虚湿盛者。

健脾粥

原料：橘皮10g，荷叶10g，山楂10g，炒麦芽10g，粳米200g。

做法：以上共煎水去渣，加入粳米煮粥。

功效：适用于脾虚湿盛证、脾肾两虚者。

茼蒿炒萝卜

原料：白萝卜200g，茼蒿100g。

做法：白萝卜切条，茼蒿切段，油入锅烧热后加入少许花椒，入白萝卜、茼蒿煸炒，出锅前加入少许食盐、鸡精调味即成。

功效：白萝卜行气，茼蒿利水消肿且富含粗纤维，有助于排便，适用于肝郁气滞者。

红焖萝卜海带

原料：萝卜、海带各适量。

做法：萝卜切片，海带浸泡后切丝，油烧热，入萝卜、海带煸炒，加入少许盐、水、小茴香调味，炒熟即可食用。

功效：萝卜行气，海带清热利水，适用于肝郁气滞者。

荠菜饭

原料：荠菜200g，大米200g。

做法：荠菜洗净，切碎，大米淘好，一同加入锅内，加适量水和少许盐、油共煮成饭，食用。

功效：荠菜不仅美味可口，而且营养丰富，富含蛋白质、脂肪、膳食纤维、维生素等。大量膳食纤维可促进大肠蠕动，促进排泄，适用于各种证型肥胖症。

凉拌木耳

原料：木耳50g，酱油、香醋、盐、鸡精、蒜汁各适量。

做法：木耳提前泡发洗净，撕成小块。清水用大火煮沸，放入木耳焯3min，捞出沥干，加入调味料各适量，调拌均匀即可。

功效：木耳营养丰富，有很好的饱腹感且能降血脂，适用于各种证型肥胖症。

2.简便减肥茶饮

（1）**茶疗** 主要有乌龙茶、普洱茶，有降脂、减肥功效。

（2）**药茶疗** 玉米须茶（玉米须15g）；荷叶茶（荷叶10g）；草菊饮（番泻叶20g、决明子20g、菊花10g、荷叶15g、陈皮10g、山楂10g）；荷叶减肥茶（荷叶10g、生山楂10g、生薏苡仁10g、橘皮10g）；枣叶茶（红枣2枚、番泻叶5g）；荷泽饮（荷叶10g、山楂10g、泽泻5g、苍术5g、生薏苡仁10g、炒枳实10g、决明子10g）。上述诸种药茶，可视情任选一种，加水大火煮开，不时取用代茶饮。

3.减肥果蔬汁

胡萝卜汁、苹果汁、山楂汁、芹菜汁。以上取适量原材料，加入纯净水，榨汁饮用即可，每天1杯，可晨起空腹或两餐之间饮用。

八、如何预防儿童肥胖症

（一）预防儿童肥胖症的意义

对于肥胖症，预防胜于治疗。随着时代的变迁，社会的进步，教育的普及，文化科学知识水平的提高，愈来愈多的有识之士已逐渐认识到，肥胖的危害超过佝偻病，超过营养不良对儿童的危害。前面已经讲到，肥胖不仅影响儿童的智力发育、身心健康、生活质量，而且会缩短寿命，因此人们的观念发生了变化，开始追求瘦。大量的事实证明，预防肥胖要比治疗肥胖容易的多，既省力省时又省钱，因此，我们要反复宣传未胖先预防的道理。

据报道，成人肥胖中80%在孩提时代已经是一位小胖子了，而50%左右的小胖子长大成人后会发展成肥胖症患者，可见儿童期肥胖对成年期肥胖有直接的影响。因此，为了减少成人肥胖症，必须提倡自幼开始就抓紧落实防肥措施。统计资料表明，肥胖症越严重，患者越容易并发心脑血管疾病，其发生率要比正常人高出5~20倍。目前心脑血管疾病死亡率占全世界死亡总人数的第一位。同时成人肥胖者的乳腺癌、肠癌等发病率比正常人高得多。此外，肥胖者中糖尿病、痛风、肝胆、胃肠道及呼吸道疾病等发病率也较非肥胖者高。为了提高全民的体质，为了人类的健康长寿，自幼预防肥胖是事半功倍的大事。目前许多发达国家因肥胖人数的迅速增长已经威胁到这些国家的医疗服务，因此正在制订预防肥胖的国家政策。

（二）预防儿童肥胖的几个关键时期

1.预防肥胖从母亲妊娠开始到婴儿一岁

有关学者研究发现，从胎儿第30周开始至出生后一年内，是肥胖细胞极为活跃的增殖期，此段时期营养过度会导致脂肪细胞数目永久性增多。这段时期的肥胖可能会导致终生肥胖。

有学者对54名肥胖儿和25名肥胖成人进行了细致的研究，证明了脂肪在出生后第一年随体重增加而增加，而且持续存在，所以12个月龄超体重婴儿的脂肪细胞将比他本身其他时期的平均细胞数多。脂肪细胞不因以后的禁食而减少，肥胖的婴儿由于较多的脂肪细胞将易于充满脂肪，所以在其有生之年容易发胖。因此，肥胖的预防应从婴儿开始，甚至从妊娠末期或从出生时就开始。

2.童年保持正常体重终生受益

童年期脂肪细胞仍然增殖很快，在10岁以内保持正常体重十分重要。超重的儿童常可发展为超重的成人。有调查发现，10~13岁的体重超重者，到31岁时有88%的女性、86%的男性继续超重；10~13岁的体重正常者，到31岁时只有42%的女性、18%的男性发展为体重超重者。

（三）科学的喂养

有关调查表明，虽然遗传对儿童肥胖的形成有一定影响，但后天环境因素对促成肥胖却影响更大。因此形成科学的喂养方式与生活习惯十分重要。

1.提倡母乳喂养，防止饮食过量

近年来人们的生活水平普遍提高，但母乳喂养率却呈逐渐下降趋势，人工喂养率则不断上升。有些家长认为"孩子越胖越好""早吃饭多长肉"以致过量喂养。有的在婴儿刚出生一个月就过早地添加蛋黄、肉松等固体食物，甚至喂补药人参、蜂王浆等。如此"拔苗助长"，并不真正健康的"胖墩"自然增多了。新近的一项调查表明，出生后两个月内被过早地喂以固体食物者，在肥胖儿中占11%，这是一个客观的数字。

2.加强预防肥胖的科教宣传

对于孩子的喂养主要要注意以下几点。

根据孩子具体情况研究制定出合理、营养均衡的饮食计划。

不要认为孩子哭闹即为饥饿而随时喂食物，睡觉前不要给孩子吃巧克力等高能量食物。

从小培养孩子良好的生活习惯，如早餐吃好，午餐吃饱，晚餐少吃，食有定时、定量，不偏食，不挑食，不快食，不暴饮暴食，少食油炸与油腻食物，饮食要粗细搭配等。

要经常锻炼身体，不要食后即睡或长时间坐着看电视，而要勤活动，多运动。总之，预防肥胖要从点滴做起，持之以恒，这样才能有效防止肥胖的发生。

（三）预防肥胖需要平衡膳食

所谓平衡膳食是指膳食的搭配必须满足和适合人体对各种营养素的需要。对于孩子的饮食安排，应该要合理，也就是说应该达到平衡膳食。由于没有一种天然食物能够完全达到这样的要求，因此就要求每位家长根据自己孩子不同年龄的生理需要，对各类食物进行调配，力求使各类营养满足需求，并符合适当的比例，不致发生某种营养素过多、某种营养素过少的情况，从而影响健康。人体中蛋白质、脂肪、碳水化合物三大营养素功能比例分别为12%~15%，30%~35%，50%~60%。蛋白质中动物蛋白应占1/2以上，脂肪中不饱和脂肪酸应占脂肪总量的1/3。蔬菜和水果主要供给矿物质和维生素。幼儿期一天三餐和点心的供给比例为：早餐20%，午餐35%，点心15%，晚餐30%。如果能够达到上述要求，就称为平衡膳食了。在调配食物时，可以通过荤素搭配，每天吃些豆制品等来达到此目的。

（四）需要一定量的体育锻炼

1.体育锻炼是减肥的好办法

从上面的介绍我们已经非常清楚，形成肥胖的根本原因是能量摄入多而消耗少，摄入大于消耗，多余的能量转化成脂肪沉积于体内，于是逐渐形成了肥胖。而体育锻炼乃是消耗能量预防肥胖的最好方法。

通过肌肉运动调节代谢功能，促进脂肪分解。因为肌肉运动需要能量，短时间的运动由糖燃烧来提供能量，较长时间运动则由脂肪燃烧来提供能量。

通过肌肉运动还能增加血液内葡萄糖的利用率，防止多余的糖转化成脂肪，这样就减少了脂肪的形成。

体育锻炼还可以降低血中甘油三酯浓度，并增加高密度脂蛋白浓度，后者可减少血脂在血管中的沉积。

运动不但可以减轻体重，还会增强抵抗力，增强心脏功能，对心血管疾病有预防作用。因此应该鼓励肥胖儿童参加各种体育活动。研究证实，只有运动20min后，人体才开始动用脂肪，因此一次运动至少要30min以上才有预防肥胖的作用。如散步1h，或走路6km，可消耗300~650cal能量，每周3次，每次30~60min，可以达到预防肥胖的目的。

2.家长应与老师密切配合

教师和家长应培养肥胖儿童对体育锻炼的兴趣，让他们参加生动、有趣的体育活动。例如，男孩子可选择乒乓球、排球、田径、武术、游泳等项目；女孩子可选择跳绳、跳橡皮筋、踢毽子、体操、舞蹈、游泳等项目。锻炼的同时定期参加比赛，可以使其有动力坚持下去。由于儿童生长发育尚未成熟，不能承受长时间的剧烈运动，因而运动量应从小到大，逐渐增加，运动过程中应多休息几次。运动容易引起饥饿，要注意补充蛋白质，节制糖和脂肪类食物，要使运动和饮食疗法相互配合好，才能达到理想的减肥效果。

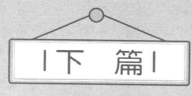

|下 篇|

排泄障碍

第五章 遗尿症

一、认识遗尿症

【不知不觉溜出来的小便】

　　7岁，男孩，小学一年级。从小经常会尿裤子、尿床，所以一直包尿不湿到4岁，4岁不用尿不湿后，一晚上尿3~4次，尿很大一片，尿的时候自己没感觉，尿完后过一阵子才会感觉到裤子湿了。5岁时仍基本每晚都尿在床上，有时一次，有时2次，尿量多得把被褥弄湿一大片。在幼儿园，白天尿急的时候也经常尿裤子。孩子妈妈带他去医院就诊过，泌尿系统检查都正常，吃过一些治疗遗尿症的药，但是效果不明显。家里老人说孩子长大就会好的，不是什么大病，不要太在意，也就没再去医院就诊。有时候家长会怪他自己不控制，这么大了还尿床，孩子也变得闷闷不乐。现在他上小学一年级了，虽然白天基本不尿裤子了，可是每天晚上还尿床，妈妈越来越担心。而且上学后发现他注意力不集中，上课容易走神，很容易被外界风吹草动分散注意力，好动坐不住，喜欢做小动作，铅笔、橡皮等只要是手上能拿到的东西都能玩上半天，上课喜欢插嘴，老师还没提问完，就迫不及待地要回答，作业拖拉，根本不能在老师规定时间完成作业。频繁接到老师电话反映情况，家长的压力更大了，在家陪孩子写作业也是一件很痛苦的事情，需要一直盯着他，不催不做，搞得家长经常发火，有时还打骂他，看着他无辜的眼神，家长也实在是没有办法。日常生活中他做事情急躁没有耐心，遇到困难不动脑筋就容易放弃。妹妹比他小2岁，乖巧可爱，两三岁就不尿床了，做事情很认真，一点都不用操心。医生经过详细的体格检查和辅助检查，确诊孩子为：原发性遗尿症和注意缺陷多动障碍。采取了支持性心理治疗，针对遗尿症进行了行为治疗，针对注意缺陷多动障碍采用了药物治疗。经过治疗，孩子的情况有了明显改善，遗尿症有所减轻，3个月中只是偶尔出现了2次尿床，而且只是内裤和衣服尿湿了一点，注意力提高，上课明显坐得住了，小动作少了，孩子学习和完成作业也轻松了，性格也活泼开朗了，家长不再愁眉不展，看到了难得的笑容。孩子的治疗还将继续进行。

上面案例的这个孩子患的是功能性遗尿症，简称遗尿症（Enuresis），俗称尿床。为了便于理解，避免混淆，我们首先介绍几个名词。

（一）单症状夜间遗尿症

仅有夜间遗尿而无合并其他下尿路症状。根据遗尿出现的特点，可进一步分为原发性和继发性遗尿症。原发性遗尿症：指症状自幼持续存在（无症状期不超过6个月）的遗尿症，没有明显尿路或神经系统器质性病变，占70%~80%。继发性遗尿症：指曾经有过至少6个月的无症状期而后再次发生的遗尿症。

（二）复合症状夜间遗尿症

指除夜间遗尿症状外还合并下尿路症状或膀胱功能障碍，包括日间尿频、尿急、尿失禁、排尿困难或下尿路疼痛等。患儿除夜间尿床外，日间常有尿频、尿急或排尿困难、尿流细等症状。

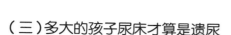

（三）多大的孩子尿床才算是遗尿

本文涉及的遗尿问题为单症状夜间遗尿症。遗尿症通常是指儿童在熟睡时不自主地排尿。根据国际儿童尿控协会于2006年制定的定义：夜间遗尿症为年龄大于5岁，无中枢神经系统病变的儿童，在睡眠中出现不自主的漏尿现象，至少每周2次并持续≥3个月。

2岁以前的儿童几乎每天都会尿床，尿床的比例会随着年龄的增长而减少，2~3岁的儿童中尿床的比例约为50%，4岁儿童约为25%。儿童遗尿症的患病率：5岁儿童约10%，8岁儿童约7%，以后每增长1岁递减1%。虽然每年约有15%的患儿可以自愈，但0.5%~2%的患儿症状可持续至成年期。美国一项流行病学调查结果显示，遗尿症的总患病率为10.6%，5岁为33%，8岁降为18%，17岁降为0.7%。我国报道的遗尿症总发病率为4.07%，5岁的患病率为11.83%，12岁时降为1.72%，15岁时降为1.21%，男性和女性的患病率均随年龄的增加而降低，有明显的下降趋势，男性总体患病率显著高于女性。

二、遗尿症的具体表现有哪些

（一）遗尿症患儿有哪些行为特征

原发性遗尿占大多数，儿童在熟睡时不自主地排尿，男童多见。除夜间尿床外，没有白天任何排尿方面的异常，包括尿频、尿急以及白天排尿控制问题等。遗尿通常发生在所有睡眠期以及夜间醒转时，大多数儿童发生在夜晚的上半夜，即睡眠前三分之一时间里。而白天膀胱控制正常，少数患者白天清醒时也可发生遗尿。严重者午睡时也可遗尿。夜间遗尿者约有半数每晚尿床，甚至每晚遗尿2~3次以上，白天过度活动、兴奋、疲劳或躯体疾病后往往遗尿次数增多。患儿常常伴有夜惊、梦游等睡眠障碍，或有明显的情绪和行为异常，如抑郁、自卑、多动、易怒或性格异常。少数患儿伴有遗粪症。

（二）中医如何辨识遗尿症

1.肾气不足证案例

男孩，5岁半，幼儿园大班。自幼睡中经常尿床，少则3~5天一次，多则1天一次，甚则有时一夜2~3次，小便量较多，夜间睡眠不易叫醒，醒后才知道尿床。平时精神欠振，容易疲倦乏力，面色淡黄不华，形体比多数同年龄孩子偏瘦，手足常不温，有时还怕冷，饮食尚可，但大便有时不成形。

医生给他开了尿常规和腰骶X片检查。前者检查正常，排除了尿路感染；后者检查未见异常，排除了隐性脊柱裂所导致的器质性遗尿。

根据他的症状和检查，中医辨证为肾气不足证。这类孩子一般病程比较长，或自小就尿床。形体上一般偏瘦或矮小，面色不好，易疲倦，常怕冷，小便清长量多。年长儿记忆力稍差，遗尿日久易生自卑感，成绩多不理想。饮食稍有不当常导致腹泻。舌质淡，苔白滑，脉沉无力，为肾气不足之征。

2.肺脾气虚证案例

男孩，8岁，小学二年级学生。2个月前患肺炎后，偶有尿床，最近一段时期经常夜间尿床，且睡眠时不易叫醒，白天尿频，稍微活动后即出汗，容易感冒。面色淡白不华，有时感头昏乏力，吃饭不香，不欲饮食，稍有饮食不当大便就成糊状。

根据他的症状分析，中医辨证为肺脾气虚证。肺脾气虚证多见于久病失调患儿。他的尿床就是由于2个月前肺炎痊愈后，未能及时调补肺脾之气，由肺脾气虚所致。偏于肺气虚者，动则汗多，容易感冒，面色淡白不华；偏于脾气虚者，神疲乏力，食欲不振，大便溏薄。舌质淡，苔薄白，脉细弱，均为肺脾气虚之象。

3. 心肾失交证案例

　　男孩，10岁，小学四年级学生。近来经常做梦，梦中遗尿，夜卧不宁，白天多动少静，难以自制，烦躁不安，手足心热，形体较瘦。

　　根据他的症状分析，中医辨证为心肾失交证。本证以白天活动过度，或打游戏机过度兴奋，夜间梦中小便自遗为特点。心火偏亢，阳不入阴，则夜卧不宁，烦躁不安；肾阴不足，阴虚内热，则手足心热。舌质红，苔薄少津，脉沉细而数。

4. 肝经湿热证案例

　　男孩，7岁，小学一年级学生。近来性情急躁，烦躁易怒，稍有不顺即发脾气。口中气味难闻，口渴欲饮，饮食正常，夜间时有尿床，尿黄量少，气味臊臭，睡中磨牙，大便干，二日一行。

　　根据他的症状分析，中医辨证为肝经湿热证。本证属遗尿的实热证候，由湿热内蕴，郁于肝经，下迫膀胱，膀胱失约所致。湿热下注，则尿黄量少，气味臊臭；湿热扰动肝火，则烦躁易怒，脾气急躁；怒则又伤肝，肝伤又易怒，易形成恶性循环，加重病情。热邪伤津，则口渴欲饮，尿量较少。舌质红，苔黄腻，脉滑数，均为湿热之征。

三、遗尿症是怎样形成的

　　遗尿症不是一种疾病，而是由多种原因所致的一个症状，其发生的原因包括以下因素。

（一）生理因素

1.家族遗传因素

本病有家族性倾向。患者的父母、同胞和其他亲戚中常有较高的发病率。有研究表明，父母亲在儿童时皆为遗尿者，其子女发病率为77%；双亲之一有遗尿者，其子女发病率为44%。通过对遗传家系的分析发现，遗尿症可能存在常染色体显性和隐性遗传多种遗传方式。有家族史的患儿日间排尿异常和严重遗尿症的发生率高，父亲和母亲有遗尿史者患儿遗尿症状严重的概率分别高出1.85倍和3.63倍。在基因水平的研究发现，家族遗传的基因位点可能在8、12、13、22号常染色体，抗利尿激素（ADH）分泌节律可能与22号染色体相关，但基因型与表型的关系目前尚不明确。

2.叫不醒排尿的原因（睡眠觉醒功能障碍）

指在进入睡眠状态后，膀胱充盈所产生的神经冲动不能唤醒患儿，患儿在非清醒的睡眠状态下排尿，为夜间遗尿症最重要的发病机制。"夜间尿意—觉醒"是一个随发育而逐渐完善的生理过程，正常人在达到一定年龄后这一神经机制发育成熟，从而在有尿意后诱导大脑觉醒并起床排尿。若中枢神经系统发育滞后，导致脑桥排尿中枢和大脑皮质未能有效地参与排尿反射，使"夜间尿意—觉醒"这一机制存在缺陷，从而出现患儿在睡眠状态下排尿的现象。导致这一过程的中枢神经系统发育滞后的具体机制不详，主要有以下两种可能因素：①膀胱充盈所产生的神经冲动不足，不能诱导觉醒；②睡眠过深，未能觉醒。

3.夜尿量增多的原因

由于抗利尿激素（又称血压升压素，ADH）的分泌高峰在夜间，正常儿童夜间尿量小于日间尿量。ADH由下丘脑的视上核和室旁核分泌，最终作用于远端肾小管和集合管，以及髓袢升支粗段的V2受体，通过水通道蛋白促进水的重吸收，使尿量减少。ADH夜间分泌高峰的下降、分泌节律的消失，以及水通道蛋白对ADH的敏感性下降均可引起患儿夜尿量增多。临床上ADH类似物去氨加压素治疗有效，也证明ADH夜间分泌下降是遗尿症发病机制之一。但不是所有患儿均有夜尿增多，且部分夜间多尿患儿ADH分泌水平正常，提示有不依赖ADH的机制参与其中。目前研究发现，夜间钠、钾电解质分泌过多导致尿渗透压增加、高尿钙症、前列腺素产生过多及钠调节激素血管紧张素和醛固酮节律异常，均可引起夜间尿量增多，影响机体对ADH的反应。

4.膀胱功能失调的原因

膀胱功能失调包括功能性膀胱容量减少和膀胱过激（OAB）。膀胱具有较高的顺应性和收缩性，由于膀胱的应力舒张效应，正常情况下当膀胱内尿量为200～300ml时，膀胱内压力仅有轻度升高。部分遗尿患儿的膀胱容量减少，不是解剖性膀胱小，而是在膀胱充盈之前就有收缩，即功能性膀胱容量减少。OAB患儿逼尿肌和括约肌合作不协调，逼尿肌常在膀胱相对空虚时不稳定收缩，多表现为尿频、尿急、日间尿失禁、夜间遗尿次数多但尿量相对较少，因此，伴有OAB多为非单一症状性遗尿。OAB的发生机制尚不明确，可能与膀胱逼尿肌不稳定、中枢神经或周围神经系统病变、盆底肌肉支撑结构病变或尿道病变有关。

5.可能与便秘有关

如果不是经常排便的话，粪便会积压，并压迫膀胱，这样膀胱很难把尿"憋"住，留在膀胱里。

（二）心理和家庭环境因素

1.心理因素

遗尿症儿童常常会伴随很多行为和情绪问题，如好发脾气、咬指甲、多动、抽动等行为，情绪紧张、害羞、怕被嘲笑而孤僻、自信心不足、沉默、固执等性格缺陷。如患儿心理上认为得不到父母的喜爱，失去照顾，患儿脾气常较古怪、怕羞、孤独、胆小、不合群等。心理因素和遗尿二者可以互为因素。

2.家庭环境因素

年龄越大、父母关系越差、由老人或保姆抚养的遗尿症儿童，存在的心理问题越严重。而父母文化程度高、家庭主要管教方式为民主型或混合型，有助于遗尿症儿童的康复。

3.意外事件（应激）因素

导致儿童遗尿症的社会心理应激原因是多方面的，例如儿童时期尤其是3～4岁时遭受强烈的精神刺激或严重的躯体问题，如社会自然灾害（地震等）、面临父母离婚、家庭变故、突然改变环境（如入托）、意外事故、住院手术等，均可使儿童在学习控制排尿的关键时期受影响而造成遗尿。

4.婴幼儿期排尿训练不良

大小便的自行控制除了需要大脑发育到一定程度外，正确的教育训练也非常重要。当儿童脑发育还不成熟的时候，如果强迫训练，会增加儿童挫折感，使以后的训练更加困难。所以排尿训练开始时间通常建议在20个月以后开始进行。训练方法切忌粗暴、强迫，以免孩子对坐尿盆造成恐惧、紧张，同时，对于成功的自控排尿如果缺乏有效的鼓励，也会不利于排尿习惯的培养。

（三）中医的观点

中医学认为遗尿总的发病机制是膀胱失约。遗尿的病因有虚、实两大因素，以虚为主。

虚者：其先天禀赋不足，素体虚弱，或久病之后，失于调养，致使肺脾肾亏虚。肾为先天之本，藏真阴而寓元阳，主闭藏，开窍于二阴而司二便，与膀胱互为表里。尿液能贮藏于膀胱而不漏泄，须靠肾气固摄；尿液能排出体外，则是靠肾的通利，两者称为开阖，肾的开阖主要靠肾的气化功能来调节。肾气不足，就会导致下焦虚寒，气化功能失调，闭藏失司，不能约束水道而成遗尿。膀胱为津液之府，小便乃津液之余，小便的排泄与留贮，为膀胱气化所司，同时又赖于肾阳的温养。若小儿因先天禀赋不足，或病后失调，素体虚弱导致肾气不足，下元虚冷，则膀胱失其温养，气化制约功能失调；或肾阳不足，闭藏失职，膀胱失约，而患遗尿。肺主一身之气，位于上焦，为水之上源，有通调水道、下输膀胱的功能。脾为中土，主运化水湿，性喜燥恶湿，而能制水。肺脾功能正常，方能维持机体水液的正常输布和排泄。若因大病久病，或病后失调，以致肺脾气虚，肺气虚则治节不行，肃降无权，则肾水终不能摄，故决渎失司，膀胱不约，尿液失藏；脾气虚则不能散津于肺，则制约无权，水津不能上达而下输。若肺脾气虚，影响及肾，则上虚不能摄于下，下虚又不能上承，终至水道约束无权而遗尿。气属阳，气虚则阴盛，夜卧主阴，故而夜间遗尿。若心火亢于上，肾阴亏于下，心肾不交，亦常见梦中遗尿。

实者：其肝经湿热，火热内迫。肝主疏泄，肝之经脉循少腹绕阴器。若因湿热之邪蕴郁肝经，或饮食所伤，脾胃湿热积滞，或因情志过极，郁扰肝经，均可导致肝的疏泄失调，湿热郁而化火，火热内迫，下注膀胱，则膀胱失约而发为遗尿。

四、遗尿症对患儿有哪些不良影响

遗尿症虽不会对儿童造成急性伤害，但长期夜间遗尿严重影响患儿的身心健康及生活质量，给患儿和家长带来较大的烦恼和心理压力，对其生活质量及身心成长造成不利影响。

（一）对身体的危害

遗尿症是危害儿童健康的重要杀手，患儿频繁夜间遗尿，睡衣、床单和被子被尿湿让孩子十分难受，影响睡眠，或者睡得正香的时候，经常被家长叫醒去尿尿，深度睡眠受到中断，睡眠周期不完整，影响了生长激素的正常分泌，有调查显示尿床儿童比正常儿童体重低17%～23%，身高矮2～5cm。孩子智力发展还会受到影响，记忆力减退、反应迟钝、认知能力降低、注意力不集中、精神不振，从而导致孩子学习和生活上受到很大的影响。

免疫力下降，孩子容易感冒发热，易患各种传染病，抵抗力差，对孩子的身体健康造成危害。

生长发育延迟，遗尿症患儿常伴有挑食、厌食、面黄肌瘦或虚胖、乏力，直接影响机体的营养供应和吸收，可能会导致孩子的生长发育迟缓。

（二）对心理的影响

1.加重患儿的心理负担

患儿认为尿床是自己的错，觉得是一件羞耻的事情，常常感到自责，并且害怕被别人发现后嘲笑自己；住宿的患儿还可能因为尿床被小伙伴嘲笑甚至排斥，这些都更加加重了患儿的自卑心理和不良情绪。对于幼儿园的孩子因为午睡时尿床，受到老师和阿姨的批评，使孩子害怕去幼儿园。年长儿童担心尿床，不敢外出参加社会活动。由于父母缺乏对此病的认识，常常对患儿训斥，甚至打骂、耻笑，加重了患儿心理负担。有研究报道，遗尿症儿童心理疾病的发生率比正常儿童要高约4倍，主要表现为注意缺陷、自卑、焦虑、抑郁、自尊受损、社交退缩等，从而增加了患儿抑郁症、分裂症的发生。同时由于患儿夜间遗尿频繁，相应增加了自卑心理，往往不敢独自在朋友家过夜，甚至不敢与小伙伴玩耍，导致情感淡漠，性格内向，长此以往，则出现社交退缩及交往不良等心理问题。

2.给家长带来心理压力

长期尿床的孩子还常常给家长带来很大的心理压力，有些家长需要每晚唤醒孩子，睡眠受到严重影响，脾气变得急躁，影响第二天的工作和生活。收拾床单、清洗尿湿的床单和衣物让家长很辛苦，增加家长劳动强度，容易产生焦虑等不良情绪。经常被家长训斥，增加了患儿的心理压力和不良情绪，导致父母与孩子关系紧张，影响了家庭和睦。家长有时还会自责是自己没有教育好孩子，引起家长的自卑、害怕让外人知道，导致了家长的社交障碍，长期如此会影响人际关系，甚至影响工作。

3.长期的危害

对于不能缓解的遗尿症，严重性随年龄增加而加重，严重影响患儿的身心健康。由于长期形成的自卑、孤僻的性格，会对孩子的人际交往产生长远的影响，产生社交退缩及交往不良，甚至发展成人格障碍，对个人、家庭和社会造成严重不良影响。儿童早期所出现的心理行为问题可作为预测成年时发生精神障碍风险的关键指标，如不加干预，则很可能对成年后的人格特质以及社会行为产生严重的后果及不良影响。

五、如何识别、诊断遗尿症

（一）遗尿症的诊断要点

遗尿症的识别比较容易，患儿反复出现睡眠中不自主排尿行为时即可考虑遗尿症的诊断。首次就诊的患儿，家长可以填写儿童遗尿症状临床评估量表，以便进一步区分遗尿症的亚型和严重程度。

诊断原发性遗尿症的原则主要为排除继发性遗尿的各种病因，根据病史、临床症状表现和实验室检查资料即可诊断。

1.病史询问

了解患儿的一般情况，包括健康、发育情况及是否合并精神疾病。注意有无遗传因素，遗尿是否由婴儿开始，后来才出现者及日间有排尿症状者可能为继发性遗尿，同时有便秘或神经系统疾病患者可能继发于神经源性膀胱。

2.体格检查

做全身详细体检，特别注意肛门括约肌张力是否正常，有无脊柱裂，会阴部感觉有无减退及下肢活动是否正常。

3.实验室检查

本症属功能性疾患，实验室检查及辅助检查无特异性改变。可酌情选做尿常规、血糖、脊柱X光片、脑电图、脑CT等，以排除糖尿病、尿崩症、泌尿系统感染、隐形脊柱裂、癫痫、脊髓疾病等器质性病变所造成的不能自控排尿。

4.疗效观察指标

疗效判断采用中国儿童遗尿疾病管理协作组制定的《中国儿童单症状性夜间遗尿疾病管理专家共识》中相关标准：干预3个月末比干预前尿床次数减少90％以上为治愈，尿床次数减少50％～90％为好转，尿床次数减少50％以下为无效。

（二）遗尿症的诊断标准

DSM-5遗尿症的诊断标准如下。

A.不管是否非自愿或有意识，反复在床上或衣服上排尿。

B.此行为具有临床意义，表现为至少连续3个月每周2次的频率，或引起有临床意义的痛苦，或导致社交、学业（职业）或其他重要功能方面的损害。

C.儿童年龄与智龄至少5岁（或相当的发育水平）。

D.此行为不能归因于某种物质（例如利尿剂、抗精神病性药物）的生理效应或其他躯体疾病（例如糖尿病、脊柱裂、抽搐障碍）。

标注是否是

仅在夜间：睡眠时排尿。

仅在日间：仅在觉醒时排尿。

在夜间和日间：兼有上述两种亚型的组合。

（三）如何辨别遗尿症

1. 与神经系统疾病的辨别

遗尿也见于脊椎发育不良及脊髓膨出患儿中。一般鉴别上无困难，但对一些隐性患儿常易忽略。这类患儿除表现遗尿外，常有下肢无力等表现。髋部X线摄片、神经系统检查常可明确诊断。

2. 与尿路感染的辨别

可诱发遗尿。若经过治疗后尿路感染症状消失，遗尿现象也随之消失。

3. 与尿失禁的辨别

常为器质性因素或泌尿系统的结构异常所致，如包茎、尿道口狭窄、糖尿病等，持续性尿失禁可见于膀胱外翻、尿道下裂及异位输尿管开口。异位输尿管开口多见于女童，其开口可能在尿道远端及阴道内。

4. 与尿路梗阻的辨别

最常见为后尿道瓣膜处，占男性新生儿尿路梗阻的50%，常伴有膀胱逼尿肌过度收缩，其中25%患儿有尿失禁及遗尿。临床上常见的症状是尿流变细，后期可出现上尿路功能损害，尿道造影及膀胱检查常可做出诊断。

（四）评估工具

1. 儿童遗尿症临床症状评估量表，见表2。

表2 儿童遗尿症临床症状评估量表

夜晚是否有尿床 一晚尿床 次；1个月中有 晚尿床	有	无
年龄≥5岁	有	无
出现以下症状提示合并膀胱功能异常		
日间是否有漏尿现象	有	无

续表

小便漏出打湿内裤，出现在排尿前或排尿后		
间歇性发生还是持续性发生		
打湿的频率： 次/天		
出现此症状有多长时间		
是否有尿频？平均排尿 次/天	有	无
是否突发的难以憋忍的排尿感觉	有	无
排尿前是否有等待	有	无
排尿是否费力	有	无
排尿时是否有尿线变细或中断	有	无
是否有尿路感染史	有	无
是否有尿路和脊髓的疾病或发育障碍	有	无
其他合并症		
排便是否正常	有	无
有无便秘（大便次数≤3次/周）	有	无
有无大便失禁？	有	无
是否有精神心理疾病（抑郁症、自闭症）	有	无
是否有运动功能或学习能力障碍	有	无
饮水习惯		
晚饭后至睡前是否饮水？	有	无
摄入液体的类型		
饮水量约为 ml		

2.记录排尿日记（见表3和表4），记录内容包括：至少记录3天白天排尿记录，记录液体摄入量、次数和时间，白天的尿量；记录连续7天整夜排尿记录。

表3 白天排尿日记（至少记录3天）

时间	饮水总量	尿量	是否漏尿	时间	饮水总量	睡前饮水	是否漏尿

表4　连续7天的整夜排尿日记

	星期一	星期二	星期三	星期四	星期五	星期六	星期日
昨晚上床睡觉时间							
没有尿床							
尿床							
我自己起来尿尿（记录量）							
早上尿布的重量							
早上第一泡尿（ml）							
是否大便							

3.不同年龄段儿童每日液体摄入量，见表5。

表5　不同年龄段儿童及青少年每日正常液体摄入量（ml/d）

性别	4~8岁	9~13岁	14~18岁
男	1000~1400	1400~2300	2100~3200
女	1000~1400	1200~2100	1400~2500

六、遗尿症的治疗方法

（一）治疗的总体原则

由于单症状夜间遗尿症患儿一般无器质性病变，治疗时首先给予正确的教育和引导。本病可呈自限性，部分患儿随年龄的增加症状可逐渐消失，因此，对于6岁以前的患儿一般可不采取药物或其他特殊治疗。治疗主要为教育和引导。首先强调夜间尿床不是孩子的错，避免其因此而受到指责，鼓励患儿进行正常的学习和生活。应详细询问病史，尽量去除诱因，必要时进行相应的干预。

（二）西医的治疗方法

对遗尿症儿童采用的生理心理治疗包括使用报警器、行为正强化、暗示、示范括约肌训练和父母咨询。该模式强调遗尿儿童的积极参与、父母的依从性、儿童和家庭的互动、以及对治疗人员的信任，从而保证治疗的连续性。

早期治疗遗尿症，不仅有利于患儿的遗尿症状改善和神经调节，而且有利于遗尿症患儿自我意识的正常发展，促进患儿的心理健康。对遗尿症患儿及家庭进行干预，充分理解儿童的情绪反应，对患儿和家长进行相关的知识宣教，及时发现患儿存在的心理问题，进行个体化的心理指导。关注年龄较大的遗尿症患儿的心理问题，必要时在治疗遗尿症的同时配合心理治疗。

由于部分患儿及家长对药物的抗拒心理，药物依从性较差，导致治疗效果不理想甚至放弃或拒绝治疗。行为干预比较费时费精力，所以在治疗中，向遗尿症儿童及其父母解释清楚治疗方法非常重要。强调治疗要以儿童为主，父母为辅。凡治疗成功的父母往往对用药有顾虑，较能坚持随访治疗，而治疗失败的父母却注重药物治疗，对该模式心存疑虑，较易半途而废，需要治疗人员的耐心解释。

1.一般性治疗与干预

（1）**卫生管理** 这是遗尿症治疗中的一个不可忽视的环节，家长要及时发现孩子尿床，督促孩子自己排空残余尿、擦干局部、更换内裤及干床处理。尿床后及时清理，清洗屁股，保持卫生，避免继发尿路感染。尽量为患儿提供一个舒适的睡眠环境。使用隔尿垫、拉拉裤等提高舒适度，减轻清洁的工作量。

（2）**养成良好的作息制度和卫生习惯** 掌握尿床时间和规律，夜间用闹钟唤醒患儿起床排尿1~2次，定时唤醒可使之逐渐形成条件反射，减少或避免遗尿。白天睡1~2h，避免过度兴奋或剧烈运动，以防夜间睡眠过深。夜间避免孩子过度疲劳，降低夜间兴奋性，使孩子身心放松，避免贪睡不能自觉醒来排尿。

（3）**饮食管理** 控制入睡前液体入量，以减少睡眠期间的尿量。鼓励患儿白天摄取标准化足够水量，至少1.5L，保证患儿的每日正常液体摄入量。白天不必限制其饮水，睡前3~4h可适当减少液体入量控制孩子晚间液体摄入量，如晚餐中勿过食蛋白质及盐类，晚餐后不宜过量饮水，睡前限制孩子液体摄入量<100 ml，睡前督促孩子排空膀胱，以减少夜里膀胱的贮尿量，可减少尿床的次数。限制摄取含有咖啡、巧克力等成分的饮料及食物；食物中补充足够纤维，定时排大便，消除便秘症状。

2.行为治疗

治疗第1天设置日程表，每天记录。努力寻找可能导致尿床的因素，并记录在日程表上，如学习负担过重，白天情绪波动、精神受刺激，睡前过于兴奋，傍晚水分摄入过多等。积极引导患儿共同解决诱发因素，在学校及家庭生活中为其营造一个舒适、温馨的环境，减轻其心理压力。

行为干预期间给予患儿一定的精神和物质奖励，培养患儿接受遗尿治疗的主动性，当患儿一整夜未遗尿，在排尿日记表格中画一个黄色的五角星，当连续3天不遗尿就在日记表格中画一个红色的五角星，当连续7天不遗尿奖励一件其喜欢的物品，激励孩子再接再厉，继续做好。

憋尿训练：一般儿童的膀胱可容纳约300ml尿液，白天应鼓励患儿尽量多饮水，充分扩张膀胱，当尿液达350ml以上时，膀胱便具备了一定的储存尿液功能。白天让孩子多饮水，当有尿意时，让他忍住尿，每次忍尿不超过10min。尽量延长2次排尿的间隔时间。使膀胱扩张，增加容量，从而减少夜间排尿的次数。

然后训练患儿白天排尿时尽量做到在排尿中途停止再排尿，自己从1数到10，然后再把尿排尽，交替数次以加强尿道外括约肌和腹内肌对排尿的控制，减少夜间遗尿的次数。在日间嘱患儿尽量延长排尿间隔时间，逐渐由0.5~1h排尿一次，延长至3~4h排尿一次，促使尿量增多，使膀胱容量逐渐增大。

唤醒训练:家长记录患儿晚间尿床时间，掌握遗尿的规律，提前0.5 h用闹钟结合人为叫醒，让患儿在室内来回走动，或者用冷水洗脸，使之在清醒状态下排尽尿液。唤醒患儿的铃声与膀胱充盈的刺激同时呈现，建立条件反射，达到训练膀胱功能的目的。

3.使用排尿报警器

报警器治疗是在患儿排尿后感应装置感受到尿液，立即传感到报警装置发出警报，产生刺激的声音或震动，以唤醒患儿使其及时中断尿流。遗尿警报可以在儿童刚开始排尿时感应器发出警报而唤醒儿童排出余尿，反复训练以期最终能使其感受到尿意而醒来排尿。大多数研究者都认为遗尿警报的治疗机制是条件反射训练，是行为治疗的一部分。报警器治疗最佳时机是从 6 ~ 7 岁开始，此发育阶段更有可能培养这种觉醒能力。最初的警报器是一个可置于患儿床单下的衬垫，近年来已有可置于内衣和睡裤的更小警报装置。报警器的使用基于操作性条件反射的原理，增加膀胱功能性容量，使得遗尿症儿童从熟睡中醒来，在膀胱括约肌收缩下继续排尿，当儿童出现使用报警器不遗尿的现象时，立即给予正性强化，且随着症状的改善，正性强化更加强。同时还给予其他成功儿童的典范，使遗尿儿童建立信心是很重要的，而且在适当的时机，渐进性的引入膀胱括约肌训练，这种集生理、心理治疗为一体的治疗模式易为儿童和父母所接纳，可以提高治疗的成功率。

4.药物治疗

醋酸去氨加压素是一种人工合成的抗利尿激素，适用于夜间多尿型。去氨加压素常用剂型有鼻腔喷剂、片剂、速溶冻干剂等。鼻腔喷剂经鼻途径比口服途径更容易引起药物副作用，导致低钠血症，严重者引起癫痫甚至死亡，已被多个国家禁止使用。片剂的不同剂量与疗效之间存在线性关系，因此疗效欠佳时可增加药物剂量。速溶冻干剂最低剂量的药效持续时间达 7 ~ 11h，可保证大部分患儿夜间睡眠，比片剂更容易被儿童接受，可提高患儿依从性及疗效。去氨加压素起效快，但停药后易复发，建议缓慢停药。去氨加压素被选作为治疗夜间遗尿的一级 A 类推荐药物。

甲氯芬酯主要作用于大脑皮质，它能促进脑细胞的氧化还原，调节神经细胞的代谢，增加对糖类的利用、对受抑制的中枢神经有兴奋作用。

报警器与去氨加压素均对遗尿症有较好的治疗效果，两者近期疗效无差别，远期疗效报警器优于去氨加压素。但是两者均存在不同缺点：报警器疗效肯定，但依从性较低；去氨加压素依从性优于报警器，但复发率较高。对于需要尽快缓解症状者可采用去氨加压素治疗，对于报警器治疗的患者加强教育随访以提高依从性、提高疗效。

5.心理治疗

心理治疗主要针对遗尿症导致的儿童各种不良行为，比如自尊心低下、情绪问题、学习问题等。治疗原则遵循各心理治疗流派的原则。从心理治疗的角度来说，应该建立治疗联盟，包括儿童、家长、医生和心理咨询师四方配合，医生普及疾病知识，从医学方面保驾护航。家长知晓遗尿症不是孩子故意不学好，孩子是无辜的，从而减少批评打骂指责，把孩子与孩子的问题分开，和孩子一起积极地寻找解决问题的办法，更加关心孩子，照顾到孩子的自尊心，多劝慰鼓励，少斥责、惩罚，减轻他们的心理负担。通过理解关心孩子，减轻孩子的自责，调动孩子的主观能动性，愿意更加直面问题，有助于问题的解决和孩子的心理健康。心理咨询师通过专业知识，挖掘可利用资源，一步一步帮助孩子康复，在整个治疗过程帮助孩子树立信心，逐渐纠正害羞、焦虑、恐惧及畏缩等情绪或行为，这是治疗成功的关键。要正确处理好引起遗尿的精神因素，通过病史了解导致遗尿的精神诱因及可能存在的心理矛盾，对于可以解决的精神刺激因素应尽快予以解决。对原来已经发生或现实客观存在的无法解决的矛盾和问题，要着重耐心地对患儿进行教育，解释，以消除精神紧张，以免引起情绪不安。这种治疗联盟有助于完美地解决遗尿症带来的困扰，可以消除或者极大地减少有害的过度解读和无益的治疗方式。下面以一个个案的形式展现部分心理治疗的过程，供家长参考。

"不听话的小便"个案分享

第一次会谈

小龙是一个五年级的11岁男孩,在爸爸和妈妈的陪同下来到心理咨询诊室。主要是因为小龙白天经常把小便弄在裤子上来寻求帮助的。小龙在一年级下学期开始出现频繁挤眼睛、歪嘴、清嗓子等抽动症症状,症状波动出现,接受中药治疗后目前控制平稳。大约半年前,一次数学课上,小龙尿在裤子上,此后几乎每天都有这种状况,有时候有多次,而晚上睡觉时没有尿在裤子上的情况发生。父母带着小龙先在儿科就诊,做过一系列检查都未发现问题。

小龙平时是一个乖巧听话的孩子,在学校上课表现也不错,能够按时完成作业,平时是外公负责接送小龙上学,中午和晚上都是在外公家吃饭,外婆负责照顾小龙的生活,晚上和爸爸妈妈一起回自己家睡觉。

第二次会谈

一周以后的一个下午,我们进行了第二次会谈。小龙的情况没有什么变化。

我:你喜欢小便在裤子上的感觉吗?

小龙:不能控制时不喜欢,湿湿的感觉。

我:如果让你起个名字,你会叫它什么?

小龙:不听话的小便吧。

我:能讲讲不听话的小便对你的影响吗?

小龙:尿在身上难受,必须去换裤子,让父母担心,多洗裤子,让我脾气暴躁,对婆婆发火。心情不好,担心外出时尿裤子。

我:哦,对你有这么多不好的影响,不听话的小便有没有帮助你的时候?

小龙:好像没有吧。

我：你能想象一下，这个不听话的小便存在于什么地方，或者长的什么样子吗？

小龙：不能。

我：你能用一个你比较熟悉的东西来形容它吗？

小龙：汽水瓶，就像汽水瓶里的水往外冒一样。

我：谁在摇汽水瓶？

小龙：不是我。

我：那是谁啊？

小龙：病。

我：病通过什么方式来摇汽水瓶？

小龙：通过我自己。

我：你有什么感觉？

小龙：讨厌它。

我：目前，不听话的小便对你生活的影响有多少？

小龙：25%。

我：你希望它占你生活的多少？

小龙：一点也不存在。

通过这次访谈，我和小龙谈论了尿裤子的一些细节，并让他思考了问题的存在、影响及可能发挥作用的形式，并对问题进行了外化，评估了问题的影响。

第三次会谈

一周后我们进行了第三次会谈。

我：最近感觉怎么样？

小龙：我今天上午表现特别好，不听话的小便没有来捣乱，感觉特别好。

我：（惊讶）我很好奇你是怎样做到的？

小龙：我就是每节课后都去小便下。

我：你妈妈知道你做到后是什么感觉？

小龙：高兴。

我：爸爸是否也知道了你的表现？

小龙：知道了。

我：你感觉他是什么感受？相信、惊讶，还是什么？

小龙：相信多一点吧。

我：现在，不听话的小便对你的影响占了多少比例？

小龙：10%。

我：恩，已经降低了很多，相信你越来越有能力做到。你想和我继续谈这个，还是谈点其他的？

小龙：谈其他的。

我：你有什么兴趣、爱好？

小龙：我喜欢看科学类的书、记录频道，我爱发明，我有一些小的发明创造。

我：可以讲讲你最近做得很好的一件事吗？

小龙：好像没有，（转向妈妈）妈妈你说。

妈妈：今天中午你和外公、外婆讲话的方式，妈妈很喜欢。

我：今天中午你是如何和外公、外婆讲话的？

小龙：今天心情比较好，讲话很有礼貌，很友好。

我：这是你一贯的方式吗？

小龙：有时候不是这样的，脾气不好时，今天心情好。

我：外公、外婆听了之后有什么感受啊？

小龙：他们很开心，说我长大了。

我：你自己的感觉呐？

小龙：很好。

我：你今天还用这种方式对谁讲话了？

小龙：同学，放学时有个同学，他问我今天的数学作业。我已经坐在电瓶车上了，我记不清是7、8还是8、9了。我担心告诉他错了。我问妈妈要他的电话，可惜妈妈没有。

我：可能他下午去学校就会知道了，明天上午你也可以再问他一下。你是一个友善的乐于助人的人。

第四次会谈

二周后我们进行了第四次会谈。

妈妈讲小龙最近的表现很好，已经几天没有尿裤子了，他们还是会经常提醒他去小便。小龙评估问题对他的影响已经降低到了5%，他讲述了一段非常开心的乡下之旅，发现了一只很大的癞蛤蟆。我了解到整个家庭对孩子的限制比较多，制定的规矩也很多，家庭的整个重心都在孩子身上。如果想进一步处理这些问题，我们可以再约时间进行探讨。

（三）中医的治疗方法

中医学治疗遗尿方法较多，有用中药汤剂辨证论治，有用中成药口服、中药外治，也常用针灸、推拿治疗等。

1. 辨证治疗

（1）**肾气不足证**

治疗法则：温补肾阳，固涩止遗。

处方用药：菟丝子散加减。常用药为菟丝子、巴戟天、肉苁蓉、附子、山茱萸、五味子、牡蛎、桑螵蛸等。

（2）**肺脾气虚证**

治疗法则：补肺健脾，升阳固涩。

处方用药：补中益气汤合缩泉丸加减。常用药为党参、黄芪、白术、甘草、陈皮、当归、升麻、柴胡、益智仁、山药、乌药等。

（3）心肾失交证

治疗法则：清心滋肾，安神止遗。

处方用药：交泰丸合导赤散加减。常用药为黄连、肉桂、竹叶、连翘、生地、木通、石菖蒲、远志、生甘草等。

（4）肝经湿热证

治疗法则：清肝泄热，佐以疏利。

处方用药：龙胆泻肝汤加减。常用药为龙胆草、生地、栀子、柴胡、黄芩、大黄、车前草、泽泻、甘草等。

2. 中药成药治疗

（1）**五子衍宗丸**　每次服5g，每日2次。用于肾气不足证。

（2）**缩泉丸**　每次服5g，每日2次。用于肺脾气虚证、肾气不足证。

（3）**补中益气丸**　每次服5g，每日2次。用于脾肺气虚证。

（4）**龙胆泻肝丸**　每次服5g，每日2次。用于肝经湿热证。

3. 中药外治

方一：五倍子、何首乌各3g，研末，用醋调敷于脐部，外用纱布覆盖，每晚1次，连用3～5次。适用于肾气不足者。

方二：覆盆子、金樱子、菟丝子、五味子、仙茅、补骨脂、山茱萸、桑螵蛸各60g，丁香、肉桂各30g，研末装瓶备用，每次1g，填入脐中，滴1～2滴乙醇或白酒后，外用暖脐膏固定，或用纱布覆盖，外加塑料薄膜贴上胶布，每3天换药1次。适用于肾气不足者。

方三：生硫磺末45g，鲜葱根7个。先将葱根捣烂，与硫磺末拌匀，睡前置药于脐部，油纸覆盖，纱布固定，次日晚继用1次。适用于肾气不足者。

4. 针灸疗法

（1）体针　主穴：肾俞、关元、膀胱俞、中极。配穴：三焦俞、委中、三阴交、阳陵泉，每次各选1～2穴。睡眠较深者，加神门、心俞；面白少华，自汗者，加肺俞、尺泽。

（2）手针　针刺夜尿点（此穴在掌面小指第二指关节横纹中点处），每次需留针15～20min，每日或隔日1次，7次为1个疗程。

（3）耳针　肾、膀胱、尿道、皮质下、交感、肾上腺、神门，每日针刺1次，7日为1个疗程。

（4）耳穴贴压　取膀胱、肾、脾、三焦、心、脑点及神门点，以王不留行籽贴之，每日按压3次，每次5min，睡前加按1次，两耳交替。

5. 激光疗法（穴位照射）

取穴关元、足三里、三阴交。以1.5～2.0mw的氦氖激光照射。每穴照射1～2min，每日或隔日1次，6次为1个疗程。连用2～3个疗程。用于肾气不足与脾肺气虚证。

七、家庭康复要点

（一）家长的技巧与方法

抚育一个遗尿症的孩子需要家长掌握更多的教育技巧和科学方法，需要更多的耐心和爱心，付出更多的辛苦。

1. 家长调整心态

遗尿症是儿童期常见的问题，并不是儿童的过错，家长不应就此对其进行责罚。父母也不必太担心焦虑，在大多数情况下随着孩子的成长夜间遗尿会自然消失，因为父母焦虑的情绪会影响孩子的情绪，继而影响遗尿的恢复。家长应该给孩子提供良好的生活环境，避免不良的环境刺激所造成的遗尿，保持轻松愉快的家庭气氛，建立良好的家庭关系。父母要态度一致，对尿床的孩子不要责骂，应帮助孩子消除心理紧张，从正面予以鼓励。

2.调整作息习惯

家长从衣食起居行为上帮助孩子，夜间遗尿后要及时更换裤褥，保持干燥及外阴部清洁；家长应调整家庭规律作息时间，鼓励孩子白天尤其是上午正常饮水甚至多喝水，保证每日饮水量。避免食用含茶碱、咖啡因的食物或饮料。晚餐宜早，且要清淡，少盐少油，不进稀饭、汤水，饭后不宜剧烈活动或过度兴奋。尽早睡眠，睡前2~3h应不再进食，睡前2h禁止饮水及食用包括粥汤、牛奶、水果、果汁等含水分较多的食物。家长督促孩子养成睡前小便排空膀胱的习惯。

3.建立奖励机制

家长应该树立家庭成员共同战胜遗尿的信心，多给一些鼓励，减轻孩子对疾病的心理负担，让孩子自己积极地参与到治疗过程中来。对孩子的进步应有详细的记录或制作粘贴红星的表格，这样可以对孩子的进步以量化，长时间不尿床或某些不尿床的夜晚，都要以红星或者相同的方式来奖励，以这种方式来激励孩子，肯定他所做出的努力，增强他的自信心。

4.从心理上帮助孩子

既要严格要求，又不能打骂体罚，消除紧张心理和自卑心理，树立治愈遗尿症的信心，积极配合治疗。

（1）**了解孩子从对比反思开始**　遗尿症的孩子因为疾病的原因无法很好地控制自己的行为而把尿尿在裤子和被褥上，因而受到家长的责骂、纠正、嫌弃，却没有得到正向的鼓励强化。家长往往只关注孩子有没有遗尿，缺少了对于孩子没有遗尿的时刻的关注和强化。家长需要学习行为管理的方法来管理孩子，学会关注孩子的良好行为，比如孩子今天没有尿床，家长及时告诉孩子：妈妈看到了你的进步，及时进行强化，增强孩子的信心。而对于一些孩子努力过后还是没有做到，仍然发生了遗尿，家长尽量选择性忽略，以免增加孩子的压力和自卑感。

（2）应对，从家长转变开始　家长态度和方式的转变，是家长帮助孩子改善漫漫长路上的最重要的基础和条件，需要周围人最大程度地减少对儿童的刺激及嘲笑，父母提供融洽的家庭氛围，为儿童创造良好的家庭环境，让孩子在家里得到放松，接纳，进而纠正心理行为问题。

（二）家庭调护要点——食疗药膳

胡椒海参汤

原料： 水发海参750g，鸡汤750g，香菜20g，料酒15ml，葱20g，姜末6g，猪油25g，酱油、精盐、味精、胡椒粉、香油各少许。

做法： 把海参放入清水中，轻轻抠掉肚中黑膜，洗净，然后，切成薄片，在开水锅内汆透，捞出漏去水分。葱切成丝，香菜切成寸段。锅内放入猪油烧热，放入葱丝、胡椒粉稍煸，烹入料酒，加入鸡汤、精盐、酱油、味精等。

功效： 补益肝肾。《本草从新》谓："海参甘咸温，补肾益精。"现代研究发现，海参富含蛋白质、钙、钾等活性物质，能够修复和增强人体免疫力。凡遗尿患儿伴有经常感冒、面色少华、肢体畏寒等症者可常服此汤。

羊腰面

原料： 白面条100g，羊腰子2个，胡椒、盐、醋等调料各适量。

做法： 将羊腰子去油膜，煮熟切块备用，煮面条，加入羊腰子块，至熟后加入调料即成。

功效： 益肾止遗。羊腰甘温，补肾气，益精髓，缩小便。尤适于遗尿属肾虚不足证的患儿服食。

金樱子鲫鱼汤

原料： 金樱子30g，鲫鱼约250g，食盐、油等调料适量。

做法： 鲫鱼去腮、肠脏及鱼鳞，洗净，加水适量与金樱子同煮汤。加油、食盐调味，饮汤食鲫鱼。

功效： 固肾止遗。金樱子酸涩，功能固肾缩尿；鲫鱼甘温，具有和胃调中的功效。尤宜于肾气亏虚所致膀胱失约之遗尿、尿频。

苁蓉羊肉粥

原料： 肉苁蓉15g，精羊肉60g，粳米60g，细盐少许，葱白2茎，生姜3片。

做法： 分别将肉苁蓉、羊肉洗净后切细，先用砂锅煎肉苁蓉，取汁去渣，入羊肉、粳米同煮，待煮沸后加入细盐、葱白、生姜，煮为稀粥。

功效： 补肾助阳。肉苁蓉甘咸温，养五脏，益精气，尤能补肾助阳；羊肉甘热，补虚劳，益气力。凡肾阳不足症见遗尿、四肢欠温、腰膝酸冷等形气虚弱的患儿皆可食之。

甜酒酿山药羹

原料： 甜酒酿500g，山药150g，糖桂花少许，白糖100g，水淀粉适量。

做法： 将山药洗净去皮，切成小丁，放入开水烫一下，捞出放锅内，加开水500g，置火烧开5min，倒入甜酒酿和白糖，再烧开，用水淀粉勾芡，煮开后盛入碗内，撒上少许糖桂花即成。

功效： 补中益气。山药甘平，可平补肺脾肾三焦之气，用甜酒酿煮粥，尤为小儿喜食。适于肺脾肾之气不足而致的夜尿频多、遗尿，伴有食欲不振、气短乏力、形体消瘦的患儿。

原料：鸭1只（约重1500g），山药300g，白菜500g，清汤750g，精盐、料酒、葱、姜、味精各适量。

做法：将鸭剁成3cm见方块，鸭脯面朝下码在大海碗内，白菜切成长3cm、宽2cm的块，山药刮去皮切成滚刀块。白菜和山药用开水烫过，放在鸭块上面，葱切成斜段，姜切成片，放在鸭碗内，加大料、料酒、精盐、味精、清汤各适量，上笼用旺火蒸透。把炒勺置旺火上，加入原汁、清汤、精盐、味精、料酒，调好口味，煮沸后浇在鸭上即成。

功效：健脾补肺，固肾止遗。山药可补中，益气力，长肌肉。《得配本草》："鸭肉甘凉，滋阴补虚。"鸭肉与山药同清蒸，使补益之效更显。尤适宜于自汗、盗汗伴肌肉不实、面色少华、食欲不振的遗尿患儿。

清蒸山药鸭

原料：莲子150g，桂圆肉100g，冰糖、白糖各适量。

做法：桂圆肉放入凉水中洗净（块大的撕成两半），捞出控干水分。鲜莲子剥去绿皮、嫩皮，并去莲子心，洗净，放在开水锅中氽透，捞出倒入凉水中。在锅内放入750g清水，加入白糖和冰糖，烧开撇去浮沫。把桂圆肉和莲子放入锅内煮，用湿淀粉勾稀芡，锅开盛入大碗中即成。

功效：补益心肾，安神止遗。莲子入肾经可益肾缩尿，入心经可养心血，功善交通心肾；桂圆甘平润，补心益智，悦胃培脾，与莲子同用，尤宜于因心肾不交、水火失济而引起的遗尿、心悸、失眠、多梦等症。

桂圆莲子羹

金樱菟丝粥

原料： 金樱子、菟丝子、枸杞子、粳米各50g，白砂糖适量。

做法： 将金樱子、菟丝子、枸杞子煎煮后取汁去渣，用汁煮粳米做粥。

功效： 益肾止遗。《本草求真》记载："金樱子生者酸涩，熟者甘涩，当用其将熟之际，得微酸甘涩之妙，取其涩可止脱，甘可补中，酸可收阴，故能善理梦遗崩带遗尿。"菟丝子入肾经，具有益肾补脾之效，与金樱子相辅相成；枸杞子滋补肝肾。适于治疗因肾阴亏虚、无以上济君火所致的遗尿，或伴有失眠多梦、心悸、潮热盗汗等症。

碧丝金钩

原料： 芹菜300g，虾米2g，盐、糖、米醋、鲜汤、味精、麻油各适量。

做法： 芹菜洗净，放入沸水中氽透，捞出挤干水分，切成长3cm的段，放在盘中。虾米洗净，用热水浸开后捞出，再用刀拍松，放在芹菜上。将盐、糖、米醋、鲜汤、味精、麻油放在小碗中调匀，浇在芹菜上即可。

功效： 清利湿热。芹菜甘平，善清肝热，利水湿。凡症见性情急躁、烦热不安、小便短赤的遗尿症患儿皆宜服食。

赤小豆内金粥

原料： 赤小豆50g，鸡内金15g，粳米50g。

做法： 将鸡内金研末备用。赤小豆与粳米同煮粥，将熟时放入鸡内金末调匀。

功效： 清热利湿，缩尿止遗。赤小豆甘酸，性下行，利小便，清湿热；鸡内金甘平，归膀胱经，具有缩尿止遗的作用，又可防止赤小豆清利太过。

八、如何预防遗尿症

我们可以从疾病三级预防的观念来预防遗尿症。

（一）一级预防——不发生遗尿症

第一级预防又称病因预防或初级预防，主要是针对致病因子（或危险因子）采取的措施，也是预防疾病的发生和消灭疾病的根本措施。遗尿症确切病因不明，与多种因素相关。减少母孕期和出生时不利因素，做到优生优育，减少出生后不良的社会心理因素，以预防疾病发生。

（二）二级预防——早发现早干预

第二级预防又称"三早"预防，即早发现、早诊断、早治疗，它是发病期所进行的阻止病程进展、防止蔓延或减缓发展的主要措施。

1.从小养成良好的卫生习惯

应从小为儿童建立良好的作息制度和卫生习惯，掌握夜间排尿规律，定时唤醒或使用闹钟，使儿童逐渐形式时间性的条件反射，并培养儿童生活自理能力。

2.提供良好的生活环境

应提供良好的生活环境，避免不良的环境刺激所造成的遗尿。家长应帮助儿童消除心理紧张，不应责备或体罚遗尿患儿，应积极寻找原因，对症治疗。

3.不过多使用尿不湿，3~4个月大开始把尿

婴儿从3~4个月大就开始把尿，及早进行排尿训练；幼儿1岁以后白天不要再用尿不湿。很多研究资料显示，如果孩子一直使用尿不湿，特别是他们超

过了 3 岁，时间一久习惯成自然，就容易存在尿床问题。

家长对儿童的排尿训练要与发育水平相适应，并注意儿童对排尿训练的反应，如儿童拒绝，家长不要强制性干预，应适当推迟训练时间。

（三）三级预防——对症治疗防复发

第三级预防主要为对症治疗。防止病情恶化，减少疾病的不良作用，防止复发转移。

1.积极治疗

一旦出现遗尿症，要认识到遗尿症是可治疗的，经过治疗后的遗尿症患儿可以正常生活和学习。选取合适的治疗方式，减轻遗尿症对生活和学习的影响。

2.改善家庭环境

建立和谐宽松的家庭氛围，对缓解遗尿症患儿的心理负担十分必要。父母接受患儿的症状，调整心态、积极面对、积极配合医生减轻患儿症状。

3.减轻学习压力、改善生活方式

心理压力或紧张的学习和生活方式往往诱导或加重遗尿症状。研究认为，患儿如果长时间学习任务过重、学习压力过大，或长时间接触电视、沉湎于电脑游戏等低频辐射及观看恐怖电视或刺激性强的动画片，均可导致精神过度紧张而加重症状。因此，父母要合理安排患儿的日常生活和学习，劳逸结合，鼓励和引导其参加各种有兴趣的活动以转移注意力，避免过度兴奋和紧张疲劳。

因患儿常受到同学嘲笑，表现出在同学面前自卑、自信心不足，这时需要老师的心理支持。应向学校老师讲解相关的健康知识，让老师适时给患儿一些疏导，改善不良情绪，鼓励患儿建立学习的信心，为患儿营造一种接纳的环境。

4.加强心理健康教育预防复发

（1）鼓励患儿建立战胜疾病的信心　遗尿症可随年龄增长和大脑发育逐渐完善而好转或痊愈，大部分患儿成年后能正常工作和生活，对家庭生活无影响。但也有一部分患儿症状迁延，或因共患其他心理障碍而影响到正常生活。因此，应鼓励患儿树立起战胜疾病的信心，建立良好的生活方式，积极配合治疗，争取早日康复。

（2）保持积极向上的心态　遗尿症可以导致患儿出现各种不良行为，如情绪低落、学习问题、自尊心低下、注意力分散、学习成绩下降等，同时，症状表现遭受同学嘲笑、讥笑，影响心理发展，家长应该采取积极有效的措施，使患儿保持对生活和学习充分的自信，保持积极向上的心态，而不是选择放弃。

（3）加强社会交往，促进社会功能康复　遗尿症患儿往往因为遗尿而产生自卑感、社会退缩、行为不成熟、社交障碍及纪律问题，而严重影响社会交往和人际关系。因此，应注意培养患儿班级荣誉感和团队精神、融入班级、加强交往，多参与集体活动或游戏，在游戏与玩耍中提高自己社交能力，改善同学关系。

第六章 遗粪症

一、认识遗粪症

【故事1：有了秘密的小红】

小红，女孩，7岁，小学一年级学生。细心的妈妈发现小红最近半年变得不像之前那么活泼，话也变得少了。最近三四周放学回到家经常先把自己关在卫生间里，过好一会才出来，内衣也是自己悄悄地就洗好了。有天忽然和妈妈讲不想上学了。在妈妈的耐心开导下，小红才讲出自己不想上学的原因。原来小红有便秘，大便不规律，有时要三四天才能大便一次。上小学后，有时在上课突然想解大便了，但小红不敢请假上厕所，就忍着，等到下课到厕所又便不出来，其便秘问题更严重。有一次从游乐场回家，上厕所时小红发现自己的内裤是湿的，还有粪便的颜色和臭味，顿时意识到自己可能把大便解在衣服上了。她赶紧将衣服换下来洗掉。之后小红发现她在学校也会出现控制不住地将稀的粪便解在衣服上的情况，在有人的地方会觉得不自在，生怕被别人闻到自己身上有大便的味道、被人笑话，而刻意和同学保持一定的距离，也很少与同学一起参加课外活动。只要意识到自己将大便解在身上了，她放学回家的第一件事情就是躲到卫生间换衣服、洗衣服。开始时这种情况大概三四个星期出现一次。最近几乎每个星期都会有一两次。小红生怕被同学发现自己的秘密，所以跟妈妈讲不想上学了，妈妈才知道事情的原因。

【 故事2：臭烘烘的小军 】

小军，男孩，10岁，小学五年级学生。10个月前小军和同学在游乐场里玩耍的过程中急于大便，到处找厕所，等找到厕所后发现很多人在排队，在等待排队时小军实在憋不住便将大便解在身上。之后小军每次有便意都会很紧张。最近半年每当其紧张时，经常或多或少会有些大便解在身上，每1~2周一次。有时在学校回答问题时也会出现类似的情况。其大便解在身上时无肚子痛、肚子胀，大便的颜色和形状正常。渐渐地感觉小朋友都不怎么和他玩了，小军很难过，但又不知道什么原因。直到有一天有同学说出大家不和他玩主要是因为经常在他身上闻到一种臭烘烘的味道。小军对此感觉很没面子，开始回避和小朋友一起玩，也很少到游乐场或人多的地方去玩。

上面案例中的小女孩表现为不愿意上学，而小男孩表现为不愿意和人交往。仔细了解他们出现上述变化的原因有一个共同的特点，就是他们都会控制不住地把大便解在身上，出现了大便失禁，即"遗粪"。

遗粪症是非器质性遗粪症（encopresis）的简称，是儿童排泄障碍的一种，又称"功能性大便失禁"，指4岁以上儿童反复出现的不自主的或有意的在不适当的地点排大便。而这种情况并不是应用缓泻剂等物质或者躯体疾病所导致。

遗粪症根据其起病的形式分为原发性和继发性，前者指儿童从未养成控制大便的能力，是婴儿大便失控的异常延伸；后者为已养成控制排便的能力后又发生遗粪，在其遗粪之前通常可以控制大便至少一年。根据是否存在便秘和粪便有无渗漏流出的现象，可分为便秘溢出性失禁和无便秘溢出性失禁两种类型。存在便秘和溢出性失禁的儿童主要表现为便秘和粪便渗漏流出。无便秘和溢出性失禁的儿童则仅表现为不能控制大便或在不适当的地点排大便，大便性状正常或接近正常。

二、遗粪症的具体表现有哪些

（一）遗粪症患儿有哪些行为特征

1. 遗粪症的一般特征

遗粪症的主要临床表现为4岁或发育年龄在4岁以上的儿童大便不能自控，随意或不随意地在当地风俗习惯、文化背景不允许的场合下解大便，最常见的为拉在裤子内。此种情况反复出现，但患儿无明显的器质性原因，没有腹泻，而且大便形状一般正常，多在白天发生，尤其在学校发生者为多数。夜间遗粪者较少见。4岁以上儿童遗粪症的发病率为1%~3%，11~12岁年龄组其发病率约为1.6%。本病男孩多于女孩。仅有约百分之二三十的人被家长带去看医生。国内尚未见该病的流行病学报道。

2. 遗粪症的伴发问题

遗粪症常伴有便秘和溢出性失禁。该类型儿童表现为由于便秘引起粪便嵌塞，造成正常生理功能失调，从而出现液体粪便的渗漏流出，即大便失禁。这类儿童频繁有少量液体样粪便污渍不自主排出，通常每天2次以上。同时，周期性排出大量粪便。排出大量粪便后，大便失禁可能缓解或减轻，但随着粪便滞留和粪块增大，大便失禁症状再次加重，直到下次大量排便。由于便秘引起大便滞留，儿童可能会出现食欲下降，腹痛、腹胀，抓或摩擦肛周区域；大量排便时则可能出现肛裂，因害怕肛裂引起疼痛，儿童可能拒绝排便，反过来进一步加重便秘的现象。

无便秘和溢出性失禁的遗粪症通常表现为将粪便解在不恰当的位置，大便的性状一般正常。可见于早期训练失败的儿童或对厕所产生恐惧的儿童。这类儿童常伴有不同程度的情绪行为紊乱。其遗粪行为与情绪和行为问题的关系较为密切。有的儿童能觉察到大便失禁，但不能控制大便失禁的出现，有的儿童则觉察不到大便失禁的发生。对于能觉察到大便失禁的儿童，可能会将沾有粪便的衣物藏起来，避免被别人发现，或者为了避免可能的尴尬而回避课外活动。

原发性遗粪儿童多伴发智力发育障碍和遗尿现象；多数大便失禁儿童存在功能性便秘，且遗粪症儿童的行为问题发生率明显高于正常儿童。

3. 遗粪症治疗后的表现

本病预后较好，男孩6岁以后和女孩8岁以后遗粪症状逐渐减少，很少有16岁以后还存在症状者。发生在日间遗粪的预后比夜间遗粪的预后更好。

（二）中医如何辨识遗粪症

1. 肝郁脾虚证案例

男孩，5岁，最近一段时期，经常把大便拉在裤子上，控制不住自己的大便，甚至大便拉在裤子上也不知觉，有时一天3~4次，大便成形，不是腹泻。近来不大活泼，讲话不像以前多，吃饭也不香，小便正常。曾经到肛肠科诊治，未发现什么器质性的病变。

他以前能自己大便，大便时也知道讲，2个月前偶有1~2次，近半月来逐渐严重。追问病史，他妈妈说，可能与2个月前有一次在幼儿园大便拉稀，没有来得及与老师讲，拉在裤子上，被老师批评、被同学取笑有关。后来，他有大便就尽量憋着，不在幼儿园大便，慢慢地就发展成现在这样。根据他妈妈的诉说和他的症状分析，中医辨证属遗粪肝郁脾虚证。中医学认为小儿若因精神刺激、紧张惊恐、思虑过度等多种精神因素可导致情志不遂，忧思郁怒，肝气郁结，肝气不能正常疏泄，脾失健运，肠失传导，则大便失禁而遗粪。他因一次不慎大便拉在裤子上，受老师批评，同学嘲笑，郁怒在心；恐怕以后再发生大便在身，受批评讥笑，所以大便就尽量忍着、憋着，然而，在不注意时就发生遗粪。郁怒伤肝，肝失条达，气郁不舒，则性格变了，不愿讲话，不大活泼。思虑伤脾，脾失健运，胃失和纳，则进食不香。

2.肾虚失固证案例

男孩，4岁，最近一个月来，经常控制不住自己的大便，把大便拉在裤子上，有时大便也不知道，有时一天2～3次，大便成形，不是腹泻。小便也有时解在身上，弄湿裤子。进食尚好，活动如常。

他妈妈讲："他自幼一直用尿不湿，现在已经4岁多了，天气也转热了，上个月我与他讲从现在起不用尿不湿了，他不同意，开始不用尿不湿就不大便，我没理他，他憋了两天不大便，他趁我不在家，缠着奶奶给他用尿不湿，他解大便了。后来我发现了，与奶奶交谈，奶奶理解了，不给他用尿不湿了。从此，他不时地大便在身上，开始不严重，后来逐渐加重，发展成这样。"根据他妈妈的诉说和他的症状分析，中医辨证属遗粪肾虚失固证。患儿自幼一直用尿不湿，一直未养成自己控制排便的习惯，加之，小儿"肾常虚"，司二阴能力不足，故发生遗粪，有时亦遗尿。

三、遗粪症是怎样形成的

遗粪症的病因不清，可能与排便训练不良、心理社会因素、生理学因素相关，亦可能与几种因素的共同作用有关。

（一）幼小时排便训练不良

排便训练不良在部分遗粪症儿童的起病中起着重要作用。排便训练过早、训练过程过于严厉或者对排便行为从未进行训练和管理，都可能会引起儿童排便功能异常，导致儿童出现大便失禁或在不适当的场合大便的情况。要决定儿童是否适合开始进行排便训练，关键在于儿童的生理系统是否成熟。儿童在24～30个月才开始在生理和认识等方面具有足够的技能进行排便训练。如果家长缺乏正常儿童发展的知识，过早地对儿童进行排便训练。过早的排便训练很容易失败，训练的失败会给儿童和家长带来挫折感，可能会影响家长的情绪，家长的急躁情绪或更严厉的态度会传递给儿童，儿童可能会对厕所产生恐惧或对排便行为产生拒绝。可能会在厕所以外的地点大便或解在裤子里。如果儿童拒绝排便则可能会引起粪便的滞留，进而引起便秘。

（二）与社会心理因素有关

有研究表明，家庭中突发的或长期的应激压力，如母子分离、父母离异、同胞竞争、学校开学、遭受自然灾害等都可能与本病有关。过分严厉、追求完美的父母，早期或严厉的排便训练等都可能在本病的发病中起作用。

（三）与生理有关的因素

遗粪症最常见的病因是便秘，排便困难。便秘可能与压力、饮水减少（使大便变硬且难以排出）、肛门或肛周的疼痛有关。便秘的原因包括：低膳食饮食、缺乏运动、害怕或不愿意使用不熟悉的卫生间（如公共厕所）、没有时间上厕所、生活常规改变（如在学校与上厕所有关的作息表被打断）。当儿童有便秘的问题时，就会使得大量的粪便保持在肠道内。排便困难，使得积压在肠道内的粪便进一步增加，结肠的体积越来越大。由于粪便不能排出，滞留在直肠，然而结肠仍然会从中吸取部分水分，就会引起粪便变得坚硬。大量粪便滞留在直肠，使得儿童肛门直肠的感觉系统出现异常，直肠末端的神经末梢敏感降低，儿童可能感受不到要去上厕所或者大便要出来了。由于肛门内括约肌的敏感性和收缩力下降，虽然大块的、坚硬的粪便不能排出，软的或液体的粪便则可能漏出到儿童的衣服上，即溢出软的或液体的粪便。溢出现象在排便后可以短暂缓解。但因为便秘的原因，随着粪便在肠道滞留会再次出现。

四、遗粪症对患儿有哪些不良影响

（一）对身体的影响

存在便秘和溢出性失禁的遗粪症儿童，由于其便秘引起大便滞留，可能会出现食欲下降，腹痛、腹胀等躯体不适。大量排便时则可能出现肛裂，并伴随疼痛的感觉。

（二）对心理的影响

由于遗粪现象反复出现，家长对疾病缺乏认识，可能会对这类儿童进行批评、指责。加上这些儿童不被同伴理解、接纳，他们可能更容易出现情绪和行为问题。故事中的小红和小军因有时将大便解在身上而出现紧张、焦虑，担心别人知道自己解在身上，担心被同伴笑话。甚至因为担心不被他人接纳，刻意减少与人接触机会，不愿意到人多的地方。既往研究发现，遗粪症儿童较无遗粪症的儿童具有更多的行为问题、情绪问题、虐待、注意力困难、学习困难、表达少、组织性差以及抚养问题。遗粪症儿童中出现情绪和行为问题的比例为35%~50%，是不存在遗粪症儿童的3~5倍。这些儿童更容易出现低自尊和社会功能较低，对积极的生活事件的控制感减低。

五、如何识别、诊断遗粪症

（一）遗粪症的诊断要点

如果儿童4岁后仍将大便解在身上，或在不恰当的地方（如衣服上、地板上）大便，这种现象至少每个月一次，并且已经超过3个月，要高度怀疑遗粪症的可能。需要关注儿童什么时间，在什么地点出现大便失禁，是否存在便秘的问题，以及大便的形状等，还要了解大便失禁相关的可能因素和与之相关的情绪行为问题。

　　注意儿童是否存在与大便失禁相关的躯体疾病。及时到医院就诊，进行相关的检查。必要时可行消化道钡透、直肠镜、腰骶部X线平片以及肛门检查等检查。

　　在诊断遗粪症的同时，应注意儿童是否存在其他精神障碍（如智力发育障碍、孤独症谱系障碍等），如存在，也应做出相应的诊断。

（二）如何诊断遗粪症

DSM-5遗粪症的诊断标准如下。

　　A.反复不自主地或者有意地在不恰当的地方（例如衣服上、地板上）排粪便。

　　B.每月至少1次，至少持续3个月。

　　C.年龄至少4岁（或相当的发育水平）。

　　D.这种行为不是由于物质的直接生理作用（如缓泻剂）或其他躯体疾病（除了通过涉及便秘的机制）所导致。

　　标注是否是

　　伴便秘和溢出性失禁：在躯体检查或病史中有便秘的证据。

　　无便秘和溢出性失禁：在躯体检查或病史中无便秘的证据。

（三）如何辨别遗粪症

1.各种原因导致的腹泻

　　如急慢性肠炎等所致的腹泻。这类儿童有时也会出现大便失禁，但其一般亦伴有腹痛以及相应的全身症状，而且大便常规检查存在异常。原发疾病得到治疗后，其大便失禁的问题也随之消失。

2.脊柱裂及各种脊髓病变

　　可有神经系统病变的症状，如感觉障碍等，可行腰骶部平片等检查进一步排除。

3.其他精神障碍所致的大便失禁

严重精神疾病和严重发育障碍（智力发育障碍、孤独症谱系障碍等）的儿童均亦可能出现大便失禁的现象。需要全面了解其生长发育过程以及大便出现的时间、地点、原因等。

六、遗粪症的治疗方法

（一）治疗的总体原则

遗粪症的治疗目标是消除患儿的症状，帮助其建立规律的排便行为，并且解决其共存的其他问题。在治疗前，应充分了解儿童的病情，仔细观察儿童的行为，对儿童的心理社会行为进行评估，就儿童的症状和需要进行充分的讨论。对于不同类型遗粪症儿童可根据其不同特点和具体情况采用不同的治疗方法。总的治疗原则包括：对父母和儿童进行教育，排便控制训练，建立良好的排便行为，以及必要的心理治疗。对于有便秘和溢出性失禁者，保持肠道通畅也是一个至关重要的治疗原则。

（二）西医治疗方法

寻找发病的可能诱因，对于有明显心理因素者，应给予解除。对于无法去除的心理因素，或已经过去了的心理刺激，应帮助患儿正确认识，消除这些因素对患儿的影响。

1.一般性治疗方法

对于存在便秘和溢出性失禁的遗粪症儿童，积极处理粪便滞留，保持肠道通畅非常重要。治疗开始，可以使用缓泻剂或灌肠剂清除儿童的滞留粪便。在肠道通畅后，可以采用多种方法防止粪便再次滞留。这些方法包括坚持使用缓泻药，由于便秘具有慢性的特点，缓泻药一般要坚持服用很长一段时间；改变饮食习惯，有规律地增加膳食纤维的摄入，如谷物、坚果、新鲜的水果和蔬菜等，减少糖和脂肪的摄入，增加水的摄入；避免增加胃肠道负担；同时要增加健康而有规律的户外活动，每天至少要进行一个小时中等强度的锻炼。这些治疗，有助于胃肠道功能恢复，保证粪便柔软、成形，缓解大便时疼痛，防止粪便再次滞留和嵌塞，缓解大便失禁症状，并有利于排便行为的训练。

2.行为治疗和心理治疗

行为治疗是遗粪症的一个非常重要的治疗方法，目的是帮助儿童消除不恰当的行为，建立在恰当的地点大便的良好行为。对有便秘和溢出性失禁的儿童，应先处理粪便滞留，在保持肠道通畅的基础上进行行为训练。对于无便秘和溢出性失禁的儿童则可在评估后进行行为训练。行为治疗应重点关注以下几点。

第一，如果儿童拒绝上厕所或恐惧坐在马桶上，可以根据儿童的具体情况，制定具体的计划进行系统脱敏，并进行正性强化，使儿童能够逐渐进入厕所，并坐在马桶上。

第二，当儿童不再拒绝上厕所和坐马桶时，可以试着帮助其增加大便前躯体的敏感性，鼓励其在躯体出现感觉时及时上厕所排便。

第三，当儿童出现良好的排便习惯时，及时予以正强化，及时鼓励，积极关注，也可使用代币制强化儿童的良好行为。

第四，当儿童出现大便失禁时，可以让其自己清理大便失禁所污染的衣物等，让其承担该事件带来的不良后果，提高其自我监测能力。

强化如厕训练（enhanced toilet training，ETT），是目前认为治疗遗粪症的有效方法之一。经过一年的治疗，遗粪症缓解率和治愈率均显著高于药物治疗组和生物反馈治疗组。训练前两周的效果能很好地预测一年后的预后。强化如厕训练组的儿童之前也使用缓泻剂，在儿童能很好地掌握如厕技巧后逐渐减少缓泻剂的用量。具体的做法如下：治疗师会带一个移动的马桶，演示怎么放松腿和脚，怎么深吸气以及怎么掌握它，怎么让气体向下推动腹直肌进而排出粪便。儿童坐在可移动的马桶上重复上述动作。每天要有固定的训练时间。在三餐后15~30min进行，每次持续12min。

如果儿童认知能力欠佳，为避免其将大便解在身上，可以用动作示范或图片提示的形式，帮助儿童逐步掌握上厕所的每个步骤：学习放下厕板，学习拉下或提上裤子，学习洗手，学习冲厕所，学习用纸清洁。

大便失禁使儿童遭受的挫折会影响儿童的自尊和社会交往，而低自尊则可能影响儿童的学业，进一步影响儿童的情绪和行为问题。支持性心理治疗则可以缓解疾病给儿童带来的羞耻感和低自尊。同时，加强家庭支持、指导和治疗，消除父母和儿童之间造成症状持续存在的心理因素，对改善儿童的大便失禁症状也具有重要作用。

3.其他疗法

对于排便时存在动力学异常，如肛门括约肌痉挛的儿童，可以尝试生物反馈治疗，帮助他们学会在排便时放松肛门括约肌，缓解遗粪症状。

研究表明，结合各种治疗措施，如改变饮食习惯、行为治疗、家庭支持、教育性治疗、个性化肠道管理等，可获得更为理想的治疗效果。

（三）中医的治疗方法

1.辨证治疗

（1）肝郁脾虚证

治疗法则：疏肝解郁，健脾和胃。

处方用药：逍遥散加减。常用药为柴胡、当归、白芍、白术、茯苓、甘草、陈皮、防风、葛根、五味子等。

（2）肾虚失固证

治疗法则：补肾固摄。

处方用药：补肾地黄丸加减。常用药为熟地黄、山萸肉、山药、丹皮、茯苓、牛膝、肉桂、五味子等。

2. 针灸治疗

（1）**体针**　主穴：四神聪、定神针、合谷。配穴：肝郁脾虚证加太冲、足三里；肾虚失固证加三阴交、复溜。

（2）**艾灸**　艾灸足三里、神阙、三阴交等穴。

3. 推拿治疗

肝郁脾虚者，采用清肝经、运外八卦、揉板门、揉小天心、分阴阳、揉龟尾、上推七节骨等。

肾虚失固者，采用补肾水、推脾土、揉小天心、揉百会、揉肾俞、揉龟尾、上推七节骨、捏脊等。

七、家庭康复要点

（一）家长如何从心理上帮助孩子

有的家长可能认为孩子遗粪现象是由于儿童的懒惰或者不小心所致，从而采用不当的管理方式，对孩子采用批评或打骂的方式进行教育。很多时候打骂是解决不了问题的。我们家长需要做的是了解孩子出现遗粪现象的原因，是因为其生理系统没有成熟，慢性便秘，还是其他原因。如果是由于生理系统没有成熟引起的遗粪现象，就像我们的孩子还没有长牙我们就想他们会自己去吃饭一样，这种情况不能太着急，建议等到其生理系统成熟了后再进行训练。如果是在慢性便秘的基础上出现的便秘，在肠道通畅的前提下，要和他们一起建立良好的饮食、运动等生活习惯。很多有遗粪问题的孩子会自卑，不好意思，不愿意见人和回避到人多的地方。这时候我们更多的是陪伴孩子，让他们知道无论如何还有爸爸妈妈和他们在一起，和他们一起想办法解决问题。肯定孩子为了对抗问题所付出的努力以及积极关注其好的行为。

（二）家庭调护要点——食疗药膳

豆蔻柴胡蒸鱼

原料： 白豆蔻5g，柴胡6g，鲫鱼1条，陈皮6g，精盐、味精、料酒、生姜、葱白、胡椒粉各适量。

做法： 将鱼去鳃、去内脏、洗净，陈皮、葱、姜洗净切斜片，豆蔻研为粗末，同放入鱼肚中，上面撒上胡椒粉、食盐、味精、料酒后，上笼蒸熟即可。

功效： 疏肝行气。方中白豆蔻行气消痞，柴胡疏肝理气，陈皮理气健脾。适用于肝郁脾虚证。

生地黄鸡

原料： 生地黄200g，五倍子100g，饴糖200g，乌鸡1只。

做法： 先将鸡去毛及内脏，以生地黄、五倍子与糖和匀，内置于鸡腹中，隔水放于锅中蒸煮熟，不用盐醋，取鸡肉及汤汁服用。

功效： 补肾固摄。方中乌鸡、地黄补益肝肾，饴糖和胃健脾，五倍子涩肠止泻。适用于肾虚不固证。

枸杞羊肾粥

原料： 枸杞子200g，羊肾二对细切，葱白一茎，羊肉100g。

做法： 以上四味拌匀，入调味品，煮成汁，下米熬成粥，空腹食用。

功效： 补肾助阳。方中羊肾、羊肉温补肾阳，通阳驱寒；枸杞补益肾阴，阴中生阳；阴阳双补。适用于肾虚不固证。

八、如何预防遗粪症

虽然遗粪症很难预防，但症状出现后及时治疗可以减低疾病带来的沮丧和痛苦，以及由疾病带来的并发症。此外，在儿童如厕训练中给予积极关注和保持耐心，可以预防儿童使用厕所的恐惧和负性情绪体验。

附　录

儿童耳穴常用穴位定位表

穴位	定位
内分泌	屏间切迹底部
神门	三角窝内，靠对耳轮上脚的下、中1/3交界处
大肠	耳轮脚上方内1/3处
小肠	耳轮脚上方中1/3处
交感	在对耳轮下脚前端与耳轮内缘相交处，即对耳轮6区与耳轮内侧缘相交处
口	耳甲腔、紧靠外耳道口的后壁
肝	耳甲艇的后下部
胃	耳轮脚消失处
脾	耳甲腔的后上部
肾	对耳轮上、下脚分叉处下方
三焦	外耳道的后下方，肺与内分泌之间
皮质下	对耳屏内侧面，即对耳屏4区
饥点	外鼻与肾上腺连线中点（肾上腺：耳屏外侧面下1/2隆起平面的中点；外鼻：在耳屏外侧的中央）
腹	对耳轮上，与对耳轮下脚下缘同水平处
臀	对耳轮下脚外1/2处

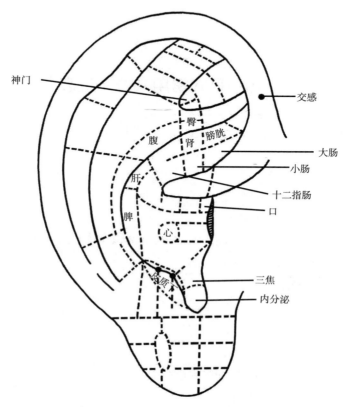

常用耳穴定位示意图

参考文献

1. 米歇尔.厌食症康复指南［M］.重庆：重庆大学出版社，2013.

2. 陈珏.进食障碍［M］.北京：人民卫生出版社，2011.

3. 美国精神医学学会.精神障碍诊断与统计手册［M］.北京：北京大学出版社，2014.

4. 王向群，王高华.中国进食障碍防治指南［M］.北京：中华医学电子音像出版社，2015.

5. 陶国泰，郑毅，宋维村.儿童少年精神医学（第二版）［M］.江苏：江苏科学技术出版社，2008.

6. 杜亚松.儿童心理障碍诊疗学［M］.北京：人民卫生出版社，2013.

7. 李雪荣，苏林雁.儿童精神医学［M］.长沙：湖南科学技术出版社，2014.

8. 徐俊冕.心理疾病治疗—理论与实践［M］.北京：人民卫生出版社，2012.

9. 陈珏.进食障碍［M］.北京：人民卫生出版社，2013.

10. 切池信夫（日）.贪食症厌食症［M］.辽宁：万卷出版公司，2009.

11. 杨玉凤，金星明，静进.发育行为儿科手册［M］.江苏：江苏科学技术出版社，2009.

12. 苏林雁.儿童精神医学［M］.长沙：湖南科学技术出版社.2014.